いま知っておきたい
食物アレルギー 30
ケースファイル

編集
吉原重美 YOSHIHARA Shigemi
獨協医科大学医学部小児科学

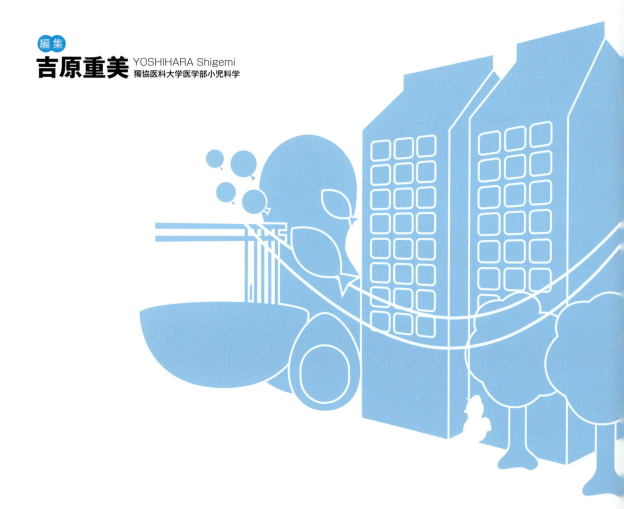

診断と治療社

序　文

　このたび，第54回日本小児アレルギー学会学術大会の会長という大役を仰せつかり，2017年11月，栃木県宇都宮市にて開催することとなりました．本学術大会では日光東照宮の三猿からヒントを得て，積極的に大会へご参加いただきたいという意味で「見る・言う・聞く」の「新三猿」をロゴといたしましたが，今回，学術大会を主催するにあたって，臨床の場で役立つさらなる情報をこの栃木の地から発信できないかと考えておりました．

　そのような折，日本小児アレルギー学会から『食物アレルギー診療ガイドライン2016』が発刊されました．これは5年ぶりの改訂で，「正しい診断に基づいた必要最小限の食物除去」，「原因食品を可能な限り摂取させるにはどうすればよいか」という，いままで以上に積極的な診療の方向性を示しているといえます．さらに，「鶏卵アレルギー発症予防に関する提言」がプレスリリースされたことは，食物アレルギーとその診療についての社会的な関心の高まりを表しているといえるでしょう．

　一方で，実際の現場ではどのようなことが起こっているかというと，診断や治療に苦慮する例，患者やその家族への対応に苦慮する例など，困りごとはまだまだたくさんあります．そこで，栃木県小児アレルギー研究会，栃木県小児アレルギーエデュケーターおよび獨協医科大学小児科学教室の教室員，研究生，関連病院などの医師らによって，現在までの経験から，興味ある食物アレルギー診療に関する症例集を作成することにしました．事前に詳細な症例アンケートへご協力をいただきました先生方，またご執筆をいただきました先生方に心より感謝申し上げます．おかげさまで，知っておくと役立つであろう多くの症例を集めることができました．

　本書の特徴として，それぞれの症例をケースファイル形式にて，診断・治療のポイント，患者支援のポイントを簡潔に記載しました．看護師，薬剤師，管理栄養士といった様々な職種のPAE（小児アレルギーエデュケーター），学校関係者，行政担当者にも執筆にご参加いただき，食物アレルギー診療におけるメディカルスタッフとのチーム医療，地域連携の必要性についても言及しました．理解いただきたい疾患概念やトピックスも適宜取り上げ，まさにいま知っていただきたいポイントをコンパクトにまとめました．

　本書が，明日からの食物アレルギーの診療に役立つことを心から祈念しております．

2017年10月

獨協医科大学医学部小児科学講座主任教授

吉原重美

いま知っておきたい食物アレルギーケースファイル 30

序　文 iii
執筆者一覧 vii

I 本書で取り上げる疾患概念 1

疾患概要 1　食物アレルギーとは？
.... 福田典正　2

疾患概要 2　花粉－食物アレルギー症候群とは？
.... 吉原重美　6

疾患概要 3　ラテックスアレルギーとは？
.... 松原知代　9

疾患概要 4　アナフィラキシーとは？
.... 山田裕美　12

疾患概要 5　食物依存性運動誘発アナフィラキシーとは？
.... 福田啓伸　15

疾患概要 6　新生児－乳児消化管アレルギーとは？
.... 熊谷秀規　19

II アレルゲンコンポーネントと食物アレルギー関連疾患 23

概説 1　アレルゲンコンポーネントの測定意義
.... 吉原重美　24

CASE01　花粉－食物アレルギー症候群
　　　　　～ハンノキ関連バラ科による口腔アレルギー例～
.... 加藤正也　27

CASE02　ハンノキ関連マメ科（モヤシ）による花粉－食物アレルギー症候群例
.... 宮本　学　29

CASE03　ラテックス－フルーツ症候群例
.... 中山元子　31

CASE04　小麦による食物依存性運動誘発アナフィラキシー例
　　　　　～新規アレルゲンコンポーネントの有用性～
.... 福田啓伸　34

CASE05　モモによる食物依存性運動誘発アナフィラキシー例
　　　　　～モモアレルゲンコンポーネント測定の有用性～
.... 安藤裕輔　37

III　診断に工夫を要した症例・難渋した症例　41

CASE06　複数回の食物経口負荷試験を要した消化器症状主体の鶏卵アレルギー例
　　　　　　　　　　　　　　　　　　　　　　　　　　　　　　　　　　　亀田聡子　42

CASE07　ダブルブラインド法による食物経口負荷試験の有用例
　　　　　　　　　　　　　　　　　　　　　　　　　　　　齋藤真理，菊池　豊　45

CASE08　シングルブラインド法による食物経口負荷試験の有用例
　　　　　　　　　　　　　　　　　　　　　　　　　　　　　　　　　　　福田典正　47

CASE09　アナフィラキシーと鑑別を要した頻拍発作例
　　　　　　　　　　　　　　　　　　　　　　　　　　　　　　　　　　　石井とも　49

CASE10　パニック発作と診断されていたリンゴによる花粉－食物アレルギー症候群例
　　　　　　　　　　　　　　　　　　　　　　　　　　　　　　　　　　　山田裕美　52

CASE11　未摂取食物（クルミ）の食物経口負荷試験によるアナフィラキシー例
　　　　　　　　　　　　　　　　　　　　　　　　　　　　　　　　　　　北原　望　54

CASE12　初回摂取（ピーナッツ）による重症アナフィラキシーの幼児例
　　　　　　　　　　　　　　　　　　　　　　　　　　　　　　　　　　　西田光宏　56

CASE13　複数食物（ニンジン，ホウレンソウ）同時摂取による食物依存性運動誘発アナフィラキシー例
　　　　　　　　　　　　　　　　　　　　　　　　　　　　　　　　　　　山口禎夫　58

CASE14　釣ったサンマ摂取によるアニサキスアレルギー例
　　　　　　　　　　　　　　　　　　　　　　　　　　　　松原知代，荒川明里　60

CASE15　自宅調理のタコ焼きでアナフィラキシーとなったダニアレルギー親子例
　　　　　　　　　　　　　　　　　　　　　　　　　　　　松原知代，永井　爽　63

CASE16　微量摂取物（ゴマ，ピーナッツ）によるアナフィラキシー例
　　　　　　　　　　　　　　　　　　　　　　　　　　　　　　　　　　　菅野訓子　66

CASE17　ウズラ卵による消化管アレルギー例
　　　　　　　　　　　　　　　　　　　　　　　　　　　　佐藤優子，熊谷秀規　68

CASE18　新生児－乳児消化管アレルギー例
　　　　　　　　　　　　　　　　　　　　　　　　　　　　佐藤優子，熊谷秀規　70

CASE19　ヒルシュスプルング病が合併した新生児－乳児消化管アレルギー例
　　　　　　　　　　　　　　　　　　　　　　　　　　　　　　　　　　　福田啓伸　72

IV　治療に工夫を要した症例・難渋した症例　77

CASE20　急速経口免疫療法が有効であった鶏卵アレルギーの7歳例
　　　　　　　　　　　　　　　　　　　　　　　　　　　　　　　　　　　福島啓太郎　78

CASE21　母が食物アレルギーを利用した代理ミュンヒハウゼン症候群例
　　　　　　　　　　　　　　　　　　　　　　　　　　　　　　　　　　　吉原重美　81

CASE22　症状誘発閾値の上昇が困難だった牛乳アレルギー例
　　　　　　　　　　　　　　　　　　　　　　　　　　　　　　　　　　　石井とも　84

CASE23	保護者の自己判断による摂取確認で除去解除を進めていった鶏卵アレルギー例
	北原　望　87
CASE24	経口摂取増量中に好酸球性胃腸炎を発症した例
	犬塚祐介，西田光宏　90
CASE25	牛乳アレルゲン除去調製粉乳（MA-mi®）によるアナフィラキシー例
	三井直弥　93

V　医療スタッフ・学校関係者等の介入が重要な症例　99

概説2	小児アレルギーエデュケーターによる介入と疾患教育の重要性について
	福田典正　100
CASE26	PAE が介入した鶏卵アレルギーとアトピー性皮膚炎合併の自閉症スペクトラム例
	飯村昭子　103
CASE27	PAE（看護師・栄養士含む）と連携対応した頻回誤食例
	深谷亜矢　106
CASE28	PAE と連携して目標量に到達した経口免疫療法（緩徐法）例
	廣田直子，福田典正　109
CASE29	PAE 外来を活用して除去解除に至った鶏卵アレルギー例
	安生佳津江，福田典正　112
概説3	教育現場の対応について
	吉原重美　116
CASE30	主治医・学校・教育委員会の連携によりアナフィラキシーを持つ児童生徒への対応が改善した症例
	中田智子，吉原重美　120

索　引　123

Column

- 正しい判断にもとづいた必要最小限の原因食物の除去のために　池田久剛　33
- アレルゲンコンポーネント特異的 IgE 検査
  〜検査に使用するアレルゲンコンポーネントの精製度の重要性〜　吉原重美　40
- アニサキスアレルギーの疫学　松原知代，荒川明里　62
- ダニ経口摂取によるアナフィラキシーについて　松原知代，永井　爽　65
- Bird-egg syndrome とは何か？　山口禎夫　76
- エピペン®誤射や，使用が見送られてしまったケース　宮本　学　80
- 獨協医科大学の食物アレルギー教室について　齊藤克枝　86
- 食物負荷試験の保護者の不安について　玉村尚子　89
- かかりつけ薬局の重要性　須田達也　95
- 大規模災害で明らかになった食物アレルギー支援にかかわる被災地の課題と
  自治体などにおける防災対策　池内寛子　96
- 獨協医科大学サマーキャンプの紹介　阿部利夫　97

執筆者一覧

編集
吉原　重美　　獨協医科大学医学部小児科学

編集協力
福田　典正　　グリムこどもとアレルギーのクリニック
山田　裕美　　やまだ胃腸内科小児科クリニック

執筆者(五十音順)
阿部　利夫　　土屋小児病院
荒川　明里　　獨協医科大学越谷病院小児科
安生　佳津江　グリムこどもとアレルギーのクリニック
安藤　裕輔　　獨協医科大学医学部小児科学
飯村　昭子　　ひまわりこどもクリニック
池内　寛子　　県西健康福祉センター(栃木県)
池田　久剛　　山梨厚生病院小児科
石井　とも　　国立病院機構栃木医療センター小児科
犬塚　祐介　　浜松医療センター小児科
加藤　正也　　獨協医科大学医学部小児科学
亀田　聡子　　新小山市民病院小児科
菅野　訓子　　西方病院小児科
菊池　豊　　　芳賀赤十字病院小児科
北原　望　　　国立病院機構栃木医療センター小児科
熊谷　秀規　　自治医科大学小児科学
齊藤　克枝　　獨協医科大学病院栄養部
齋藤　真理　　芳賀赤十字病院小児科
佐藤　優子　　ちばなクリニック小児科
須田　達也　　ふれあい薬局
玉村　尚子　　獨協医科大学看護学部
永井　爽　　　獨協医科大学越谷病院小児科
中田　智子　　栃木市教育委員会事務局教育部保健給食課
中山　元子　　獨協医科大学医学部小児科学
西田　光宏　　浜松医療センター小児科
廣田　直子　　グリムこどもとアレルギーのクリニック
深谷　亜矢　　芳賀赤十字病院小児科
福島　啓太郎　獨協医科大学医学部小児科学
福田　典正　　グリムこどもとアレルギーのクリニック
福田　啓伸　　獨協医科大学医学部小児科学
松原　知代　　獨協医科大学越谷病院小児科
三井　直弥　　三井病院小児科
宮本　学　　　獨協医科大学医学部小児科学
山口　禎夫　　国立病院機構栃木医療センター臨床研究部　感染アレルギー科
山田　裕美　　やまだ胃腸内科小児科クリニック
吉原　重美　　獨協医科大学医学部小児科学

I 本書で取り上げる疾患概念

I 本書で取り上げる疾患概念

1. 食物アレルギーとは？

▶福田典正　グリムこどもとアレルギーのクリニック

食物アレルギーとは

- 食物アレルギーとは「食物によって引き起こされる抗原特異的な免疫学的機序を介して生体にとって不利益な症状が引き起こされること」をいう．
- 食物アレルギーはIgE依存性と非IgE依存性に分けられ，近年発症メカニズムに経皮感作（経湿疹感作）が注目されている．
- 食物アレルギーの症状は皮膚に限らず，粘膜，呼吸器，消化器，神経，循環器など多彩な臓器に症状を示す全身性疾患で，時に生命に危機を与えうる症状を呈することがある．

食物アレルギーの最近の流れ

　食物アレルギーといえば，かつては厳格な除去食・回転食が主流であり，患者家族はまさにpatient（我慢する）状態を強いられていた．その後食物アレルギーの病態の解明，特に発症機序やallergen component研究の進歩はめざましいものがあり，原因アレルゲンの制限がより少なく，緻密に管理可能になってきたことは近年の大きな成果である．

　また，日本小児アレルギー学会を中心に食物アレルギー診療ガイドラインの刊行や一般向けアドレナリン自己注射薬（エピペン®）の使用基準の策定などが進み，さらにエピペン®の保険適用や学校生活への導入，学校生活管理指導表の導入などの社会的な管理体制の改善がみられ，食物アレルギーを取り巻く環境は急速に進歩した（図1）．現在，小児アレルギーでもっともcoolな分野は食物アレルギーといっても過言ではなく，演題数も喘息やほかのアレルギー疾患を上回る時代になった．

食物アレルギーの発症のメカニズム

　食物アレルギーは人口の5〜10％にみられ，近年増加している[1]．発症には遺伝，環境（衛生仮説など），栄養など様々な機序が関与していることが指摘されている．従来，食物アレルギーは食品が腸管から吸収される過程で抗原性を保持したまま免疫系に認識されアレルゲンとなると考えられていたが，近年皮膚（特に湿疹部位）からのアレルゲンの侵入が食物アレルギーの発症に重要な役割を果たすことが明らかになってきた（図2）．そのため，乳児期からのスキンケア指導や湿疹のコントロールの重要性がクローズアップされている．また，十分な湿疹管理下の早期鶏卵摂取が鶏卵アレルギー発症を抑制する可能性が指摘され，アレルゲンの種類によっては，乳児期の早期摂取による発症予防など今後の研究の進捗が注目される[2]．

食物アレルギーの分類

　食物アレルギーは発症年齢とメカニズムによ

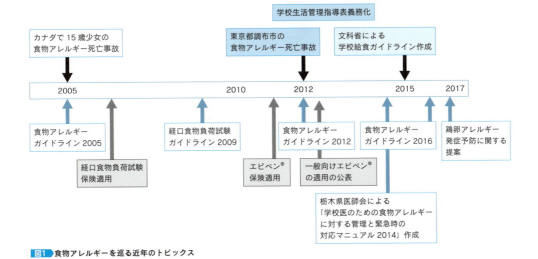

図1 食物アレルギーを巡る近年のトピックス

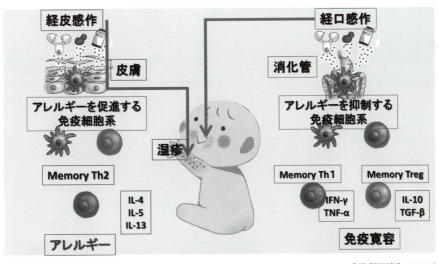

作画「福田博子 TGU2015」

図2 アレルゲン二重曝露仮説
（Lack G：*J Allergy Clinical Immunol* 121：1331-1336, 2008，Matzinger P：*Annu Rev Immunol* 12：991-1045, 1994 を元に作成）

り表1のように臨床分類されている．この中で最も典型的なものが「即時型症状」である．年齢により原因アレルゲンが変化する（表2）．また，診断には抗原特異的 IgG などの血液検査や皮膚テストなどがあるが，食物アレルギーのgold standard は食物経口負荷試験である．詳細は成書を参照されたい[2]．また，血液検査の抗原特異的 IgG は，食物アレルギーの食事制限の根拠にはならないことには留意するべきである[2]．

食物アレルギーの症状

食物アレルギーは皮膚症状のみならず多彩な全身症状を示す．おもな症状を図3に示す．これらの症状は時間とともに急速に変化・増悪することがあるので，発症した場合にはきめ細かな経過観察と症状の記録が重要である．

表1 食物アレルギーの臨床分類

臨床型	発症年齢	頻度の高い食物	耐性獲得	アナフィラキシーショックの可能性	食物アレルギーの機序
新生児 - 乳児消化管アレルギー	新生児期〜乳児期	牛乳(育児用粉乳)	多くは寛解	(±)	主に非 IgE 依存性
食物アレルギーの関与する乳児 AD	乳児期	鶏卵,牛乳,小麦,大豆など	多くは寛解	(+)	主に IgE 依存性
即時型症状 (じんましんなど)	乳児期から成人期	乳幼児期:鶏卵,牛乳,小麦,大豆など 学童期:甲殻類,魚類,小麦,ピーナッツなど	鶏卵,牛乳,小麦,大豆などは寛解しやすい	(++)	IgE 依存性
食物依存性運動誘発アナフィラキシー	学童期から成人期	小麦,エビ,カニなど	寛解しにくい	(+++)	IgE 依存性
口腔アレルギー症候群	幼児期から成人期	果物,野菜など	寛解しにくい	(±)	IgE 依存性

表2 年齢別初発即時型原因アレルゲン

原因別順位 \ 年齢群	0 歳	1 歳	2〜3 歳	4〜6 歳	7〜19 歳	20 歳以上
No.1	鶏卵 57.6 %	鶏卵 39.1 %	魚卵 20.2 %	果物 16.5 %	甲殻類 17.1 %	小麦 38.0 %
No.2	牛乳 24.3 %	魚卵 12.9 %	鶏卵 13.9 %	鶏卵 15.6 %	果物 13.0 %	魚類 13.0 %
No.3	小麦 12.7 %	牛乳 10.1 %	ピーナッツ 11.6 %	ピーナッツ 11.0 %	小麦 9.8 %	甲殻類 10.0 %
No.4		ピーナッツ 7.9 %	ナッツ類 11.0 %	ソバ 9.2 %	鶏卵 9.8 %	果物 7.0 %
No.5		果物 6.0 %	果物 8.7 %	魚卵 9.2 %	ソバ 8.9 %	

(日本小児アレルギー学会,食物アレルギー委員会:食物アレルギー診療ガイドライン 2016. 協和企画,2016 を元に作成)

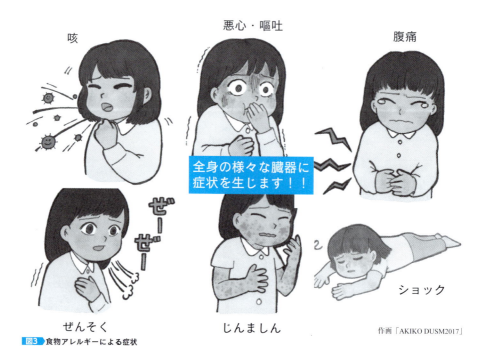

図3 食物アレルギーによる症状

作画「AKIKO DUSM2017」

食物アレルギーの治療

食物アレルギーの治療は,「必要最小限の食事制限」の遵守が原則になる.従来,食物アレルギーは完全除去か制限解除かの二進法的な管理が原則であった.また,同一アレルゲンをくり返し摂取しないことを目的に類似の蛋白を次々と変更する「回転食」が行われた時代もあった.近年の治療の進歩の一部を下記に示す.

●部分的な食品除去

現在は,完全除去に加えて,部分的な除去を行うことが主流となってきた.鶏卵であれば鶏卵1個(40 g)摂取が困難であっても,2 g(ハム1枚やロールパン1個),5 g(唐揚げやコロッケなど),10 g(とんかつやホットケーキなど)のレベルであれば摂取可能な症例は少なからずおり,これらの食品摂取が患者家族のQOLを改善する場合が少なくない.

●経口免疫療法

経口免疫療法は,症状を呈しない程度の少量の食物アレルゲンを摂取して段階的に増量し,免疫寛容状態を誘導する治療法で,近年専門施設で研究的に行われ,成果を上げつつある.摂取方法には急速法と緩徐法があり,急速法は入院して行われる.緩徐法は外来で行われることも多く,両者を組み合わせて行うこともある[3].

経口免疫療法は摂取閾値の上昇や脱感作状態を目標とするが,必ずしも容易ではなく,深刻な合併症が生じることもある.また,脱感作状態になっても必ずしも耐性獲得に至らないことも少なくない.これらの経口免疫療法は食物アレルギー診療ガイドラインでは,研究的な治療法と位置づけられ[2],十分な経験を持つ専門医のみが行うべきであり,安易な自宅摂取などは生命の危険が生じる危険もあり推奨されない.

●その他

研究段階ではあるが抗IgE抗体やTGFの投与下に経口免疫療法を行う方法が検討されている.また,経皮免疫療法などが研究段階にある.

●文献●

1) Natsume O, et al.: *Lancet* **389**: 276-286, 2017
2) 海老澤元宏,日本小児アレルギー学会食物アレルギー委員会:食物アレルギー診療ガイドライン2016.協和企画,2016
3) 栗原和幸:食物アレルギーのパラダイムシフト—経口免疫寛容と経皮感作を踏まえた新戦略.LibroScience,2015

2. 花粉−食物アレルギー症候群とは？

▶ 吉原重美　獨協医科大学医学部小児科学

特殊型食物アレルギーとして食物依存性運動誘発アナフィラキシーとともに，口腔アレルギー症候群（oral allergy syndrome：OAS）が「食物アレルギー診療ガイドライン2016」に記載されている．OASは，ラテックス−フルーツ症候群と同様にタイプ2食物アレルギーとして知られ，感作アレルゲンと食物アレルギー誘発アレルゲンが異なることが特徴である．その他に，αgalによる遅発型の獣肉アレルギー，pork-cat症候群，bird-egg症候群などもタイプ2食物アレルギーに属する．

花粉−食物アレルギー症候群[1]

花粉症患者にみられるOASを花粉−食物アレルギー症候群（pollen-food allergy syndrome：PFAS）とよぶ．成人で最も頻度の高い食物アレルギーであるが，花粉症の低年齢化に伴い学童以降の小児でも注意すべき疾患である．花粉症を発症していなくても花粉の感作があれば発症する．

PFASは感作された花粉中のアレルゲンコンポーネント（コンポーネント）と交差するコンポーネントを有する果実，野菜，豆類，ナッツ類などの摂取により，口腔咽頭をおもな反応の場として，違和感，痒み，浮腫などの症状が誘発される（図）．まれに，眼瞼浮腫，全身蕁麻疹，消化器症状，呼吸器症状などの重篤な症状がみられるほか，強い咽頭浮腫により呼吸困難になることもある．また，PFAS発症後，毎年，原因食物の種類が増え，同時に誘発症状も口腔咽頭のみならず全身症状を呈するようになり重症化する例も報告されているので注意を要する．

ヒノキ科，カバノキ科，イネ科，キク科の花粉症でPFASがみられ，感作花粉の種類である程度原因食物が限定できる（表）．最も頻度が高いのは，ハンノキやシラカンバなど，カバノキ科花粉症にみられるリンゴ，モモ，ナシ，ビワなどのバラ科果実，キウイ，大豆（おもに豆乳）のPFASで，次いでおもにイネ科花粉症にみられるメロン，スイカなどウリ科の果実・野菜のPFASである．また，豆乳，ビワなどのPFASは，血管浮腫，呼吸器症状を呈することがあり比較的重篤である．

PFASとコンポーネント[2]

コンポーネントの特異的IgE検査の臨床意義が明らかになったのも，Bet v 1を中心としたPFASの研究から得られたといっても過言でない．PFASに関連する花粉コンポーネントは，生体防御蛋白-10（PR-10），プロフィリン，ソーマチン様蛋白（TLP），イソフラボン還元酵素（IFR）などが知られているが，ほとんどの原因はPR-10またはプロフィリンと考えられる（表）．
PR-10は，カバノキ科花粉症の70〜80％が感作されているコンポーネントで，その代表が

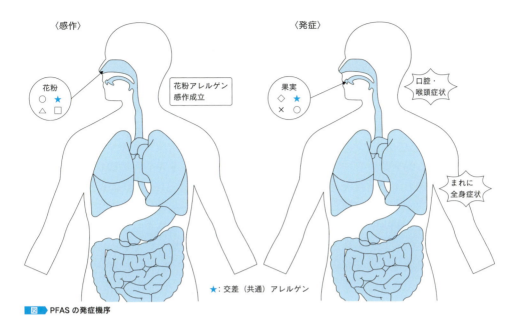

図 PFASの発症機序

表 花粉種とPFAS原因食物

花粉		PFAS関連花粉コンポーネント	PFAS原因食物
科	種		
カバノキ科	シラカンバ, ハンノキ, オオバヤシャブシなど	PR-10, プロフィリン, IFR, シクロフィリン, PME, グルカナーゼ, TLP	バラ科, キウイ, マメ科, 柑橘類, セリ科, ナス科, 香辛料, ヘーゼル
イネ科	カモガヤ, ハルガヤ, オオアワガエリなど	プロフィリン, トリプシンインヒビター, リボヌクレアーゼ	ウリ科, ナス科, キウイ, バナナ, 穀類
キク科	ブタクサ, オオブタクサ	プロフィリン, LTP, ディフェンシン	ウリ科, バナナ
キク科	ヨモギ, ニガヨモギ	ディフェンシン, グルカナーゼ, プロフィリン, LTP, TLP	セリ科, キウイ, トマト
ヒノキ科	スギ, ヒノキ	TLP, キチナーゼ, IFR, LTP セリンプロテアーゼ, アスパラギン酸プロテアーゼ, GRP	トマト, モモ, ウメ, 柑橘類

PR-10：生体防御蛋白-10, IFR：イソフラボン還元酵素, PME：ペクチンメチルエステラーゼ, TLP：ソーマチン様蛋白, LTP：脂質輸送蛋白, GRP：ジベレリン調整蛋白
バラ科：リンゴ, モモ, ナシ, ビワ, サクランボ, ウメ, スモモ, アンズ, プルーン, イチゴ
マメ科：大豆, 緑豆, ピーナッツ
セリ科：セロリ, パセリ, ニンジン, ミツバ, フェンネル（ウイキョウ）, アニス, キャラウェイ
ナス科：トマト, ナス, ジャガイモ
ウリ科：メロン, スイカ, キュウリ, ズッキーニ
（Matricardi PM et al.：*Pediatr Allergy Immunol* 27：1-250, 2016 と Sénéchal H et al.：J Allergy Clin Immunol. 2017 Aug 4. pii：S0091-6749(17)31264-2. doi：10.1016/j.jaci.2017.06.041. を元に作成）

シラカンバの Bet v 1 である．種々の果実，野菜，豆類中にも存在し，特にカバノキ科花粉症にバラ科果実のPFASの頻度が高い．プロフィリンは，植物間で極めて強い交差性があり，多種類の花粉感作例の中にプロフィリン感作例が多い．イネ科花粉中のプロフィリン含有量がほかの花粉に比較して高いが，イネ科花粉症のプロフィリン感作率は20%とそれほど高くない．プロフィリンが原因となるPFASの誘発食物は，ウリ科のほかにバナナ，パイナップル，キウイなどがある．最近，プロフィリンが，口腔咽頭症状のみならず，消化器，呼吸器など比較的重篤な症状を誘発することが示された．

診断

疑われる食物摂取時の誘発症状および当該食物の特異的IgE検査またはプリック-プリック

テストによる感作を確認する．特にPR-10が原因のPFASでは，粗抽出エキス特異的IgE検査が陰性となることがある．これは粗抽出エキス中にPR-10含有量が少ないためと考えられ，PR-10そのものの特異的IgE検査が有用となる．実際，大豆PFAS例では，大豆粗抽出エキス特異的IgE陰性，大豆PR-10であるGly m 4特異的IgE陽性となる例を認める．

同時に季節性の鼻炎および結膜炎症状の有無を聴取し，その好発期から感作が疑われる花粉の特異的IgE検査する．PFASでは鼻炎または結膜炎症状を呈さない例も認められるので，そのような場合は食物摂取後の誘発症状の好発時期を参考にして，該当する季節に開花する花粉の特異的IgE検査をする．

指導および治療

指導においては，原因の果実・野菜の摂取を避けること，特に感作されている花粉が飛散する時期の摂取に注意を促す．花粉特異的IgEが上昇するとPFASの症状が誘発される可能性が高くなるので，感作花粉飛散期には外出を避け，外出時にはメガネ，マスクなどの着用など花粉症対策も指導する．

口腔内違和感程度の自覚症状のみであれば薬は必要ないが，口唇または口腔咽頭の腫脹や発赤などを呈する場合は，対症療法として抗ヒスタミン薬の内服を考慮する．また，全身症状などアナフィラキシーの既往がある場合は，アドレナリン自己注射薬（エピペン®）の携行を考慮する．花粉症の治療として免疫療法があるが，免疫療法によるPFASの改善効果については一定の結論が出ていない．

成人の食物アレルギーと考えられていたPFASだが，小児科においても高頻度でみるようになった．学童以降に多いが，患児も口腔違和感程度の場合は気づいていないことが多い．思わぬ重篤症状の誘発も念頭に，花粉症を呈する患児などには，積極的な問診によりPFASの誘発歴を聴取することが重要と考える．

● 文　献 ●
1) Ballmer-Weber BK：*Chem Immunol Allergy* **101**：51-58, 2015
2) Matricardi PM et al.：*Pediatr Allergy Immunol* **27**：1-250, 2016

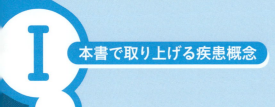

3. ラテックスアレルギーとは？

▶松原知代　獨協医科大学越谷病院小児科

機　序

　ラテックスアレルギーは，天然ゴム製品の原料であるゴムの木由来の天然ゴムラテックスによっておこるアレルギーである[1]．*Hevea brasiliensis* というゴムの木の幹からしみだしてくる乳白色の樹液で，ラテックスには多くの蛋白質が含まれている．天然ゴムは，日用品（おしゃぶり，風船，おもちゃ，避妊具，湯たんぽ，バンド，シャワーカーテンなど），スポーツ用具，医療用具（カテーテル，気管内チューブ，内視鏡チューブ，打腱器，聴診器など）に使用されている．天然ゴムの手袋などを使用する医療従事者と，二分脊椎の患者で幼少期からの手術などで頻回にラテックス製医療用具を使用する患者で有病率が高い．ラテックスを使用している工場の従事者にも頻度が高い．

　ラテックスによっておこる反応には，①非免疫学的機序によるもの，②Ⅳ型アレルギー反応によるもの，③Ⅰ型アレルギー反応によるものがある．非免疫学的機序によるものは，接触，水分の蓄積，機械的な刺激，手袋の酸性度によっておこり，刺激性の接触性皮膚炎により，手背や指の間に，発赤やうろこ状斑点や亀裂ができる．Ⅳ型アレルギー反応によるものは，ゴムの化学物質によっておこり，急性のアレルギー性接触性皮膚炎で，接触24〜48時間後に，瘙痒性のある，紅斑，水疱および痂皮が手背と手関節に出現する．Ⅰ型アレルギー反応によるものは，ラテックス蛋白が原因でおこる接触性蕁麻疹で，接触後数分以内に出現する紅斑性，瘙痒性の斑点および蕁麻疹が生じ，全身性蕁麻疹，鼻炎，結膜炎，喘息，時にアナフィラキシーを呈して重症となる[1]．

　ラテックスには250種類以上の蛋白抗原が含まれており，15種の蛋白がアレルゲンとして同定されている（Hev b 1〜15）（表1）[2,3]．手術時に長時間装着したパウダー付天然ゴム手袋に塗布されたパウダーは大量のラテックスアレルゲンを吸着しており，手袋をはずす際に空中に飛散したパウダーを吸入することによってもラテックスアレルゲンに曝露され，このパウダーがラテックスアレルゲンに対する感作成立を促進するアジュバンドとして作用する可能性も指摘されている．

ラテックス−フルーツ症候群

　ラテックスアレルギー患者の3〜5割はクリ，バナナ，アボカド，キウイなどを摂取した際に即時型アレルギー反応をおこす．ラテックス−フルーツ症候群（latex-fruits syndrome：LFS）とよばれ，ラテックス抗原と果物に含まれるアレルゲンの交差抗原性によるものである[3]（図）．ラテックスアレルギーをおこしやすい環境にいる人では，ラテックス特異的IgE抗体が産生され，この抗体に反応するアレルゲンに交差抗原性のあるほかの野菜や果物の蛋白質

表1 ラテックスアレルギーのアレルゲン

アレルゲン名	蛋白名，役割	分子量(kDa)	主要なアレルゲン	交差反応性のある果物・野菜
Hev b 1	Rubber elongation factor	14	二分脊椎患者	
Hev b 2	beta-1,3-glucanase	34		ピーマン，オリーブ
Hev b 3	Small rubber particle protein	24	二分脊椎患者	
Hev b 4	Lecithinase homologue	53-55		
Hev b 5	Acidic structural protein	16	医療従事者，二分脊椎患者	キウイ，ポテト，テンサイ
Hev b 6.01	Hevein precursor	20	医療従事者，二分脊椎患者	
Hev b 6.02	Hevein	4.7	医療従事者，二分脊椎患者	バナナ，アボカド，クリ，アマトウガラシ
Hev b 6.03	carboxyl-terminal domain of hevein	14	医療従事者，二分脊椎患者	
Hev b 7	Patatin-like protein	42		ポテト，トマト
Hev b 8	Profilin	15		セロリ茎，バナナ，パイナップル，ピーマン
Hev b 9	Enolase	51		
Hev b 10	Superoxide dismutase(Mn)	26		
Hev b 11	Class I chitinase	30		
Hev b 12	Non-specific lipid transfer protein type 1 (nsLTP1)	9		モモ，サクランボ
Hev b 13	Esterase	42		ポテト根茎
Hev b 14	Hevamine	30		
Hev b 15	Serine protease inhibitor	7.5		

（ALLERGENNOMENCLATURE. WHO/IUIS, Allergen Nomenclature Sub-Committee, 2017　http://www.allergen.org/search.php?allergensource=Latex&searchsource=Search を元に作成）

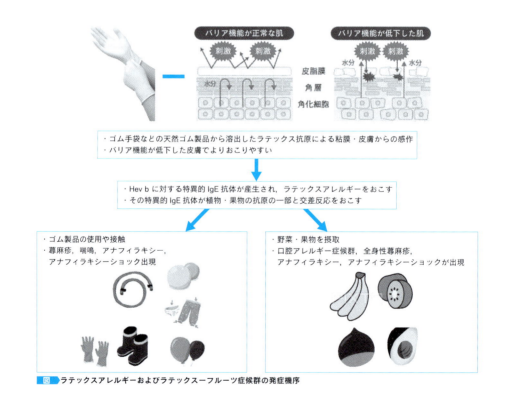

図 ラテックスアレルギーおよびラテックス-フルーツ症候群の発症機序

にも反応し，アレルギー症状が出現する（表2）．ラテックスアレルギーの人がある日突然，クリやバナナを摂取してアナフィラキシーが出現することがあり注意が必要である（図）．

診断

病歴から疑う．天然ゴム含有製品を使用しているかどうかに注意し，医療従事者，二分脊椎症，頻回手術，食物アレルギー患者などのハイリスクグループであるかを問診する．イムノキャップ®とアラスタット®法でラテックス特異的IgE抗体の測定を行う．まれに偽陰性に出ることがあるため，問診から疑い陰性だった場合には，皮膚テストや負荷テストが必要な場合もある．現在，日本で利用できる市販の抗原エキスはないため，ゴム手袋をきざんで試験管に入れて生理食塩水で1時間振盪させた液（適宜希釈）を用いてのプリックテストが可能である．負荷テストは実際にゴム手袋をはめて行う．重症例では皮膚テストや負荷テストでアナフィラキシーショックになるリスクがあるため，検査の必要性を吟味したうえで十分なインフォームドコンセントを得て，モニターや症状出現時の準備をして実施する必要がある．

治療と予防

ラテックスアレルギーを発症した場合の特別な治療はない．減感作療法が効果的だったとの論文はあるが，今後の課題である．ゴム製品の使用を避けて，症状出現時には一般的なアレルギーの対症療法を行う．

感作の予防として，医療施設においては溶出するラテックス蛋白質量が少なくパウダーを含まない「パウダーフリーラテックスフリー」の手袋を使用する．また，医療従事者は頻回の手洗いや高頻度の消毒液使用などにより手荒れを生じるリスクが高い．手荒れが続くとバリア機能が低下した皮膚から，界面活性剤などの化学物質，食物などの経皮感作がおこりやすくなるために，手荒れに対するスキンケアや治療が必要である．

表2 ラテックスアレルギーにおいて交差反応性がある食物

高リスク	中間リスク	低リスク
アボカド	パパイヤ	小麦／ライ麦
バナナ	パッションフルーツ	トウモロコシ
キウイ	イチジク	セロリ
クリ	マンゴー	プラム
トマト	パイナップル	サクランボ
ポテト	メロン	杏
	モモ／ネクタリン	ブドウ
	リンゴ	ヘーゼルナッツ
	ニンジン	クルミ，ピーナッツ
	各種花粉	ペッパー
		ソバ

（Latex Cross-reactive foods. Pacific Northwest Foundation, 2017 http://www.pnf.org/LATEX_CROSS.pdf を元に作成）

● 文 献 ●

1) Kahn SL, et al.：*Dis Mon* **62**：5-17, 2016
2) ALLERGENNOMENCLATURE. WHO/IUIS, Allergen Nomenclature Sub-Committee, 2017 http://www.allergen.org/search.php?allergensource=Latex&searchsource=Search（参照日 2017-09-01）
3) Rolland JM, et al.：*Clin Exp Allergy* **38**：898-912, 2008

4. アナフィラキシーとは？

▶ 山田裕美　やまだ胃腸内科小児科クリニック

アナフィラキシーは、アレルギー疾患の中でも緊急性が高く極めて重篤な症状を呈する病態である。したがって、医療機関のみならず自宅や学校など医療機関以外においても、予防対策や適切な初期対応が望まれる。わが国では2014年に日本アレルギー学会より「アナフィラキシーガイドライン」[1]が刊行されている。

定義[1]

「アレルゲン等の侵入により、複数臓器に全身性にアレルギー症状が惹起され、生命に危機を与え得る過敏反応」と定義される。この定義は症状の重篤性にあるため、軽微な症状が複数臓器に及ぶことをアナフィラキシーとはしていない。さらに、「アナフィラキシーに血圧低下や意識障害を伴う場合」をアナフィラキシーショックという。

疫学

わが国の小児においては、以下のような有病率が報告されている。幼児期[2]：東京都3歳児対象に行った横断的調査で、食物アレルギーと診断された児の3.8％にアナフィラキシーの既往があった。学童期以後[1]：アナフィラキシーの既往を有する割合は、小学生0.6％、中学生0.4％、高校生0.3％である。

病因と機序

アナフィラキシーの多くはIgEが関与する免疫学的機序、つまりマスト細胞や好塩基球よりヒスタミン、トリプターゼ、ロイコトリエンなどの化学伝達物質が遊離されることにより標的臓器において様々な症状が発生する。発生機序と誘因を表1[1]に示す。

診断

診断基準を表2[1]に示す。表中3項目のうちいずれかに該当すればアナフィラキシーと診断する。

初期対応

アナフィラキシーは急速に進行する。アレルゲン曝露から致死的反応において呼吸停止または心停止までの時間の中央値は、薬物5分、ハチ毒15分、食物30分という報告がある[3]。したがって、緊急時に迅速かつ的確に対応するには、初期対応の系統的アプローチの訓練が重要である。

ガイドラインに準拠した初期対応手順は、①バイタルサインの確認、②助けを呼ぶ、③アドレナリンの筋肉注射、④患者を仰臥位にする、⑤酸素投与、⑥静脈ルートの確保、⑦心肺蘇生、⑧バイタル測定、の項目で構成されている[1]。

表1 アナフィラキシーの発生機序と誘因

IgEが関与する免疫学的機序	食物	小児	鶏卵，牛乳，小麦，甲殻類，ソバ，ピーナッツ，ナッツ類，ゴマ，大豆，魚，果物など
		成人	小麦，甲殻類，果物，大豆(豆乳)，ピーナッツ，ナッツ類，アニサキス，スパイス，ソバ，魚など
	昆虫		刺咬昆虫（ハチ，蟻）など
	医薬品		βラクタム系抗菌薬[*]，NSAIDs[*]，生物学的製剤[*]，造影剤[*]，ニューキノロン系抗菌薬など
	その他		天然ゴムラテックス，職業性アレルゲン，環境アレルゲン，食物＋運動，精液など
IgEが関与しない免疫学的機序	医薬品		NSAIDs[*]，造影剤[*]，デキストラン，生物学的製剤[*]など
非免疫学的機序（例：マスト細胞を直接活性化する場合）	身体的要因		運動，低温，高温，日光など
	アルコール		
	薬剤[*]		オピオイドなど
特発性アナフィラキシー（明らかな誘因が存在しない）			これまで認識されていないアレルゲンの可能性
	マスト（肥満）細胞症		クローン性マスト細胞異常の可能性

[*]複数の機序によりアナフィラキシーの誘因となる
Simons FE, et al. WAO Journal 2011；4：13-37 に引用改変
（日本アレルギー学会，Anaphylaxis対策特別委員会：アナフィラキシーガイドライン．p.4, 2014）

表2 アナフィラキシーの診断基準

▶以下の3項目のうちいずれかに該当すればアナフィラキシーと診断する．

1. 皮膚症状（全身の発疹，瘙痒または紅潮），または粘膜症状（口唇・舌・口蓋垂の腫脹など）のいずれかが存在し，急速に（数分～数時間以内）発現する症状で，かつ下記 a, b の少なくとも1つを伴う

 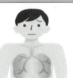 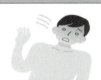

皮膚・粘膜症状　　さらに、少なくとも右の1つを伴う　　a. 呼吸器症状（呼吸困難，気道狭窄，喘鳴，低酸素血症）　　b. 循環器症状（血圧低下，意識障害）

2. 一般的にアレルゲンとなりうるものへの曝露の後，急速に（数分～数時間以内）発現する以下の症状のうち，2つ以上を伴う．

 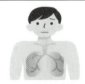

a. 皮膚・粘膜症状（全身の発疹，瘙痒，紅潮，浮腫）　　b. 呼吸器症状（呼吸困難，気道狭窄，喘鳴，低酸素血症）　　c. 循環器症状（血圧低下，意識障害）　　d. 持続する消化器症状（腹部疝痛，嘔吐）

3. 当該患者におけるアレルゲンへの曝露後の急速な（数分～数時間以内）血圧低下．

収縮期血圧低下の定義：平常時血圧の70％未満または下記
生後1か月～11か月　＜70 mmHg
1～10歳　　　　　　＜70 mmHg＋(2×年齢)
11歳～成人　　　　　＜90 mmHg

血圧低下

Simons FE, et al. WAO Journal 2011；4：13-37, Simons FE. J Allergy Clin Immunol 2010；125：S161-81, Simons FE, et al. アレルギー 2013；62：1464-500 を引用改変

（日本アレルギー学会，Anaphylaxis対策特別委員会：アナフィラキシーガイドライン．p.1, 2014）

表3 一般向けエピペン®の適応（日本小児アレルギー学会）

エピペン®が処方されている患者でアナフィラキシーショックを疑う場合，下記の症状が一つでもあれば使用すべきである．

消化器の症状	・繰り返し吐き続ける ・持続する強い（がまんできない）おなかの痛み
呼吸器の症状	・のどや胸が締め付けられる ・声がかすれる ・犬が吠えるような咳 ・持続する強い咳込み ・ゼーゼーする呼吸 ・息がしにくい
全身の症状	・唇や爪が青白い ・脈を触れにくい・不規則 ・意識がもうろうとしてる ・ぐったりしている ・尿や便を漏らす

（日本小児アレルギー学会，アナフィラキシー対応ワーキンググループ：一般向けエピペン®の適応．2013 より転載）

薬物治療（アドレナリン）

アナフィラキシーの初期対応において用いる薬物治療は，アドレナリン筋肉注射が第一選択薬である．アナフィラキシーと診断した場合または強く疑われる場合に速やかに投与する．日本小児アレルギー学会より，一般向けのアドレナリン自己注射薬（エピペン®）使用の適応症状が呈示されている（表3）[4]．

● 文　献 ●

1) 日本アレルギー学会，Anaphylaxis 対策特別委員会：アナフィラキシーガイドライン．2014
2) 東京都健康安全研究センター．アレルギー疾患に関する3歳児全都調査（平成26年度）報告書．2015
3) Pumphrey RS. *Clin Exp Allergy* **30**：1144-1150, 2000
4) 日本小児アレルギー学会，アナフィラキシー対応ワーキンググループ：一般向けエピペン®の適応．2013

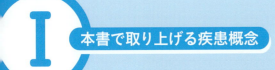

5. 食物依存性運動誘発アナフィラキシーとは？

▶ 福田啓伸　獨協医科大学医学部小児科学

食物依存性運動誘発アナフィラキシー（food-dependent exercise-induced anaphylaxis：FDEIA）に対して食物アレルギー診療ガイドライン2016[1]を中心に概説する．

定義

FDEIAは，原因食物摂取後または運動負荷試験単独では症状が出現せず，原因食物摂取後の運動負荷によってアナフィラキシーが誘発される疾患で，即時型食物アレルギーの特殊型に分類される．そして今回のガイドライン[1]から，即時型アレルギーの既往を有する場合や，経口免疫療法中あるいは治療後に，該当食物を摂取後の運動によりアナフィラキシーが誘発されることがあるが，これらはFDEIAに含めないと明記された．この背景には，重症食物アレルギー患者に対する経口免疫療法実施例の増加と脱感作状態到達症例の増加[2]がある．これらの症例は耐性獲得とは異なり，当該食物摂取のみでは症状の誘発はないが，運動負荷などが加わるとアナフィラキシーを発症する場合があり，患者と家族への教育が不十分な場合などは，臨床症状だけからはFDEIAと区別できない状況が起こるためである．

疫学

横浜市中学生を対象とした2012年の調査[3]では有病率は0.018％（約6,000人に1人）である．発症のピークは10〜20歳代であり，男性に好発する傾向があり，さらにアレルギー疾患（FDIEA以外の食物アレルギーを含む）の既往あるいは現病歴は約70％に認められる[1]．

診断（図1）

診断は，病歴聴取として「食後2時間程度以内の運動負荷により即時型症状が呈したか．」の問診から行い，FDEIAを疑う場合は，検査として発症時に摂取した食べ物を中心に抗原特異的IgE，皮膚プリックテストなどを実施する．次に，被疑食物と運動による誘発試験を実施し，陽性であった場合は「確定診断」となる．FDEIAは，アスピリンなどのNSAIDs服用による症状の誘発傾向が認められるため，被疑食物と運動による誘発試験が陰性であった場合は，アスピリン（5〜10 mg/kg 最大500 mg）の内服後に被疑食物と運動による誘発試験を行い，陽性であった場合は「確定診断」となる．一方，誘発試験が陰性および未実施の症例のうち，特定の原因食物の摂取後の運動によりアナフィラキシー症状を複数回認め，食物＋運動の因果関係が明確な症例や，誘発症状がアナフィラキシーショックなど最重症である症例は臨床的診断と考えられる（私案）．なお，この臨床的診断に含まれる症例は，ω-5グリアジンIgE抗体や保険収載されていないアレルゲンコン

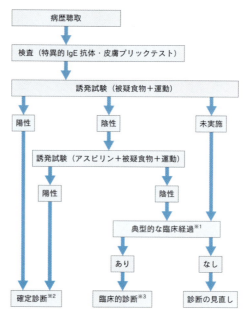

※1 典型的な臨床経過とは，特定の原因食物の摂取後の運動によりアナフィラキシー症状を複数回認め，食物＋運動の因果関係が明確な症例や，誘発症状がアナフィラキシーショックなど最重症である症例のことを指す．
※2 確定診断は，運動誘発試験で陽性な症例を指す．
※3 臨床的診断は，運動誘発試験は陰性もしくは未実施であるが，「典型的な臨床経過」をたどる症例を指す．またこの診断群の中には，ω-5グリアジンIgE抗体や保険収載されていないアレルゲンコンポーネントが陽性の症例が含まれる．

図1 食物依存性運動誘発アナフィラキシー診断フローチャート
(海老澤元宏，日本小児アレルギー学会食物アレルギー委員会：食物アレルギー診療ガイドライン2016. 協和企画，2016を元に作成，私案を含む)

ポーネントが陽性の症例が含まれる．

抗　原

原因食物は，小麦・甲殻類が多いとされているが，果実（モモ・オレンジなど）や野菜の報告もある．また，複数の食物の同時摂取や不特定の食物が発症に関与することも指摘されており，注意が必要である（CASE04，p.34参照）．

小麦依存性運動誘発アナフィラキシー（WDEIA）

原因抗原として多い小麦依存性運動誘発アナフィラキシー（WDEIA）は，特殊型食物アレルギーの診療の手引き2015[4]に，診断基準（表1）が記載されている．この診断基準では，運動負荷は必須ではなく，また小麦のアレルゲンコンポーネント（Tri a 19：ω-5グリアジン）を用

表1 小麦のFDEIAの診断基準
① 小麦製品の摂取後に，運動などの二次的要因により蕁麻疹などの即時型アレルギー症状が生じる．
② 経口小麦負荷試験（小麦摂取＋運動負荷，アスピリン小麦摂取あるいはアスピリン＋小麦摂取＋運動負荷）で即時型アレルギー症状が誘発される．
③ 血清中に小麦蛋白質（ω-5グリアジンを含む）特異的IgEが証明される．
④ 小麦蛋白質のプリックテストが陽性を示す．

①と②を満たす，または①を複数回繰り返し，③または④，あるいは両者を満たす場合をFDEIAと診断する．

いた診断が記載されている．

代表的な小麦のアレルゲンコンポーネントは，表2に示すように多数存在しているが，現在，保険適用になっているコンポーネントは，Tri a 19（ω-5グリアジン）のみである．

近年，このアレルゲンコンポーネントを用いた検討が行われ，成人WDEIAでは，Tri a 19（ω-5グリアジン）が診断に有用との報告[5]や，Tri a 26（高分子グルテニン）とTri a 19の同時測

表2 小麦のアレルゲンコンポーネント

小麦（Triticum aestivum）	
保険適用	Tri a 19：ω-5 グリアジン
保険適用外	Tri a 1：グループ 1（花粉）
	Tri a 2：グループ 2（花粉）
	Tri a 3：不明（花粉）
	Tri a 4：グループ 4（花粉）
	Tri a 5：グループ 5（花粉）
	Tri a 7：Ca 結合蛋白（花粉）
	Tri a 12：プロフィリン（花粉）
	Tri a 13：グループ 13（花粉）
	Tri a 14：LTP
	Tri a 15：αアミラーゼインヒビター 1 量体
	Tri a 21：α/β グリアジン
	Tri a 25：チオレドキシン
	Tri a 26：HMW グルテニン
	Tri a 27：チオール還元酵素
	Tri a 28：αアミラーゼインヒビター 2 量体
	Tri a 29：αアミラーゼインヒビター 3 量体
	Tri a 30：αアミラーゼインヒビター 4 量体
	Tri a 37：プロチオニン

（http://www.allergome.org を元に作成）

定が診断に有用との報告[6]がある．一方，小児 WDEIA では Tri a 19 の診断的有用性は成人ほど高くないとされている．そこで著者らは，小児の即時型小麦アレルギー（WA）12 例，WDEIA 18 例におけるイムノキャップ® 法で小麦粗抗原，Tri a l9，Tri a 26 特異的 IgE を測定したところ，各々の陽性率が 72.2％，27.8％，38.9％であり，Tri a 19 および Tri a 26 特異的 IgE のいずれかが検出される例が 44.4％であった．このことから，小児と成人は異なり，ほかのコンポーネントに対する特異的 IgE が関与していることを報告[7]した（表3）．

さらに，小児 WDEIA を対象に Tri a 19 および Tri a 26 以外の小麦コンポーネントを ELISA 法で測定した結果，表4 に示すような陽性率であり，上記二項に，Tri a 21 を追加すると 66.7％，Tri a 26 を追加すると 77.8％，Tri a 37 を追加すると 83.8％に陽性率が上昇した（図2）．この検討[7]から，成人とは異なる小麦アレルゲンコンポーネントが小児 WDEIA の診断に有用なツールになることが示唆され，アナフィラキシーの誘発リスクの高い FDEIA 症例に対

表3 各小麦アレルギー特異的 IgE 陽性率

		イムノキャップ® 法		
		f4 小麦	Tri a 19 ω-5 グリアジン	Tri a 26 HMW グルテニン
即時型小麦アレルギー（WA）	陽性数	12	10	11
	N	12	12	12
	陽性率（％）	100	83.3	91.7
小麦依存性運動誘発アナフィラキシー（WDEIA）	陽性数	13	5	7
	N	18	18	18
	陽性率（％）	72.2	27.8	38.9
非小麦アレルギー（NWA）	陽性数	18	3	5
	N	28	28	28
	陽性率（％）	64.3	10.7	17.9

表4 小児 WDEIA 患者の小麦アレルゲンコンポーネントの各項目の特異的 IgE 陽性率

	ELISA 法					
	Tri a 21	Tri a 15	Tri a 29	Tri a 37	Tri a 26[*]	Tri a 28
陽性例	12	5	2	2	7	4
小麦 WDEIA 患者	18	18	18	18	18	18
陽性率（％）	66.7	27.8	11.1	11.1	38.9	22.2

Tri a 26[*]：ELISA 法の Tri a 26 は，CAP-RAST 法と異なるリコビナント蛋白を用いた．

Tri a 19（ω-グリアジン）	5例（27.8％）
＋Tri a 26（HMWグルテニン）	8例（44.4％）
＋Tri a 21	12例（66.7％）
＋Tri a 26	14例（77.8％）
＋Tri a 37	15例（83.8％）

図2　小児WDEIA18例の感作コンポーネント
小児WDEIAでは，Tri a 19とTri a 26を合わせた検出感度の44.4％が，Tri a 21を追加すると66.7％，Tri a 26を追加すると77.8％，Tri a 37を追加すると83.8％に上昇した．

表5　生活指導

1. 運動前に原因食物を摂取しない．
2. 原因食物を摂取した場合は，食後最低2時間は運動を避ける．
3. 解熱鎮痛薬内服には注意する．
4. ヒスタミンH_1受容体拮抗薬，アドレナリン自己注射薬を携帯する．
5. 皮膚の違和感など前駆症状が出現した段階で安静にし，必要に応じて，投薬・医療機関に受診する．

（海老澤元宏，日本小児アレルギー学会食物アレルギー委員会：食物アレルギー診療ガイドライン2016．協和企画，2016）

治療と生活指導

FDEIAの発症時の治療[1]は，対症療法が中心であり，アナフィラキシーの対応と同様に緊急時に備えてアドレナリン自己注射薬（エピペン®）の処方が望ましい．生活指導としては，運動2時間前の原因食品摂取の禁止を指導（表5）する．

FDEIAは，確定診断が難しい一方で，学校生活で発症する可能性が高い．したがって，学校での緊急時の対応を含めた生活指導が重要である．

して，確定診断における誘発試験の代替えになることも期待される[8]．保険未適用であり，費用対効果等の更なる検討が待たれる．

●文　献●

1) 海老澤元宏，日本小児アレルギー学会食物アレルギー委員会：食物アレルギー診療ガイドライン2016．協和企画，2016
2) 相原雄幸：日小ア誌 **31**：38-45，2017
3) Manabe T, et al.：*Allergol Int* **64**：285-286, 2015
4) 特殊型食物アレルギーの診療の手引き2015作成委員会（編集），研究代表者　森田栄伸：特殊型食物アレルギーの診療の手引き2015. 2015
5) Matsuo H, et al.：*Allergy* **63**：233-236, 2008
6) Takahashi H, et al.：*Clin Exp Allergy* **42**：1293-1298, 2012
7) 福田啓伸，他：日小ア誌 **31**：53-57，2017
8) 吉原重美：アレルギー **63**：1366-1367，2014

I 本書で取り上げる疾患概念

6. 新生児－乳児消化管アレルギーとは？

▶熊谷秀規　自治医科大学小児科学

定義・分類

　新生児－乳児消化管アレルギーとは，その時期に食物抗原が原因で嘔吐や下痢，血便，体重減少などの症状を表す疾患の総称である．一般に非IgE依存性／細胞性免疫性の病態とされるが，経口摂取直後にアナフィラキシー様症状を表す症例もあり，病態発症メカニズムは未解明である（図）．本疾患は，さらに①食物蛋白誘発胃腸炎（food protein-induced enterocolitis syndrome：FPIES），②食物蛋白誘発直腸大腸炎（food protein-induced allergic proctocolitis：FPIAP），③食物蛋白誘発胃腸症（food protein-induced enteropathy：FPE）などに分類される[1]．

　①FPIES：抗原となる食物蛋白の摂取により，嘔吐，下痢，血便などを示す比較的急性の疾患で，アナフィラキシー様症状を呈するものも含まれるほか，発熱する場合もある．病変部は全消化管に及び，慢性化するとFPEに移行して難治性下痢症をきたすことがある．

　②FPIAP：血便や粘血便を主体とし，新生児期から乳児期にみられる．全身状態は比較的良好で体重減少はみられない．直腸・大腸の粘膜に好酸球浸潤が認められる．

　③FPE：抗原となる食物蛋白の摂取により2週間以上続く下痢と体重増加不良をきたす慢性の疾患である．小腸病変を主体とし，絨毛の萎縮や腺窩の過形成，上皮間リンパ球や粘膜固有層内のリンパ球浸潤が認められる．二次性乳糖不耐症を伴い，症状が遷延すると栄養障害とともに免疫力の低下をきたし，重症化して乳児難治性下痢症となる．ウイルス性腸炎に続発する腸炎後症候群（post-enteritis syndrome）として発症する場合もある．

　しかし，わが国の症例は必ずしも上記分類に合致しない場合がある．海外では，好酸球性消化管疾患（eosinophilic gastrointestinal disorders）は消化管アレルギーと分けて考えられているが，わが国では末梢血好酸球増多を認める症例が少なくなく，好酸球性消化管疾患とのオーバーラップがみられる．Nomuraらはわが国の症例を対象にクラスター分類を行い，クラスター1：FPIESの嘔吐と血便を示す群，クラスター2：FPIESで血便を示さない群，クラスター3：FPE，クラスター4：FPIAPとすることを提唱している[2]．

検査・診断

　まず，急性腹症か否か，重症か否かを判断する．嘔吐を反復する児には，哺乳状況や体重増加，呼吸器症状を確認する．遷延性下痢症や体重増加不良がある児では，浸透圧性下痢なのか分泌性下痢かを考慮して，鑑別診断を進めていく．血便・下血では，外科的疾患やメレナ，感染症，免疫不全症などが鑑別にあがる．

　①血液一般：末梢血好中球数や好酸球数，貧血の有無をみる．好酸球が20～30％を超えて

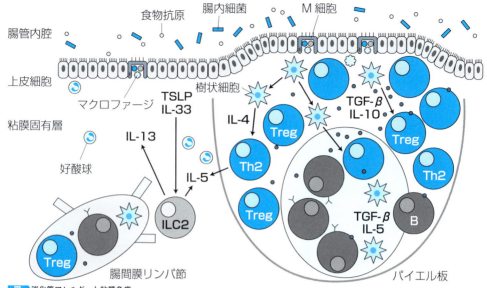

図　消化管アレルギーと粘膜免疫

消化管アレルギーでは経口免疫寛容の破綻に加えて，好酸球や肥満細胞，IL-4 などの Th2 サイトカインを産生する T 細胞や 2 型自然リンパ球などが関与する．制御性 T 細胞は，パイエル板や腸間膜リンパ節に存在し経口免疫寛容の誘導に働く．
ILC2：2 型自然リンパ球，Th2：2 型ヘルパー T 細胞，Treg：制御性 T 細胞，TSLP：thymic stromal lymphopoietin.

いる場合はアレルギーの関与が高い．

②血液凝固：消化管出血がある場合は検査する．FPIES では播種性血管内凝固を合併することがある．

③血液生化学：電解質異常や炎症反応の有無，栄養状態や脱水症の評価を行う．

④免疫学的検査：ある種の先天性免疫不全症では遷延性下痢症や血便を呈することがある．

＜特異的 IgE 抗体＞本疾患は非 IgE 依存性の病態と考えられているが，わが国では陽性を示す症例も少なくない．FPIES の病像をとり，原因食物の特異的 IgE が陽性を示す例は atypical FPIES とよばれ，寛解率が低く IgE 依存性食物アレルギーを発症しやすいとの報告がある[3]．

＜抗原特異的リンパ球刺激試験（ALST）＞補助診断の有用性が報告されているが，感度・特異

Memo　母乳性血便

全身状態良好で体重増加がよく，食欲や機嫌のよい母乳栄養児の便に，点状ないし筋状の鮮血が少量付着する例が，わが国では以前から知られていて母乳性血便とよばれる．一般に，遅くとも 1 歳までに自然に軽快し予後良好である．それゆえ，生理的現象と考える報告もある．確かにアレルギーの定義である「生体に不利益な症状」とまでは言えないかもしれない．しかしながら，母乳性血便児は消化管アレルギー同様，その数が増えている．また，母乳性血便児には食物抗原特異的 IgE 陽性例が多いことや大腸内視鏡検査でリンパ濾胞増殖が見られること，粘膜生検組織で好酸球浸潤がみられることから，FPIAP と同一のスペクトラムにあると考えられる．さらに母乳性血便児では腸内細菌叢の構成が未熟である[4]．すなわち，母乳性血便児の腸内細菌叢が成熟することで血便が軽快するものと推定される．近年の新生児や乳児の腸内細菌叢に及ぼす環境変化が，母乳性血便児や消化管アレルギー患者の増加に関与している可能性がある．

度とも十分とはいえない．

⑤便検査：＜病原因子＞下痢がある場合は，細菌培養やウイルス学的検査を実施する．血便を伴う例では，クロストリジウム・ディフィシル毒素検査も検討する．＜好酸球検査＞石垣状の好酸球が認められれば診断的価値がある．＜EDN(eosinophil-derived neurotoxin)活性＞腸管壁や腸管腔内に遊出した好酸球の活性化の指標として用いられる．＜$α_1$アンチトリプシン＞低アルブミン血症が続く場合，蛋白漏出性腸症の評価を行う．

⑥画像検査：＜腹部X線検査＞消化管内異常ガス像や肝脾腫の有無などをみる．＜腹部超音波検査＞腸回転異常症や肥厚性幽門狭窄症など外科疾患の診断が可能なほか，炎症による腸管壁の肥厚や血流シグナルの亢進，腸間膜リンパ節の腫大を確認できる．

⑦消化管内視鏡検査・粘膜生検：鑑別診断を行ううえで有用である．十二指腸や大腸粘膜で炎症所見を認める．なお，正常粘膜に見えても病理組織で好酸球やリンパ球などの炎症細胞浸潤が観察される場合があるため，腸管の各部位で生検することが肝要である．FPEでは十二指腸粘膜の絨毛萎縮や腺窩の過形成がみられる．

⑧負荷試験：原因食品摂取による症状の再現が認められるかどうかを判定するが，発症時の症状が重篤であった場合にはリスクを考慮する．本疾患では，一般的に行われる負荷試験と異なり，食物を摂取して数時間〜24時間経過してから発症することがあるため，試験では1日1回摂取法で行うのがよい．

治 療

外科的疾患の除外がすめば，疑われる食物を除去して診断的治療を行う（除去試験）．その際には，栄養の量やバランスに十分配慮する必要がある．治療用調製粉乳として，加水分解乳やアミノ酸乳・成分栄養剤を用いる場合がある．

予 後

原因食物が特定され，適切な除去が行われれば，1歳までに約半数が，2歳までに8割が耐性を獲得するとされる．

●文 献●
1) Nowak-Węgrzyn A, et al.：*J Allergy Clin Immunol* **135**：1114-1125, 2015
2) Nomura I, et al.：*J Allergy Clin Immunol* **127**：685-688, 2011
3) Nowak-Węgrzyn A, et al.：*J Investig Allergol Clin Immunol* **27**：1-18, 2017
4) Kumagai H, et al.：*Microbiol Immunol* **56**：657-663, 2012

II アレルゲンコンポーネントと食物アレルギー関連疾患

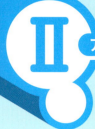

II アレルゲンコンポーネントと食物アレルギー関連疾患

概説 1

アレルゲンコンポーネントの測定意義

▶吉原重美　獨協医科大学医学部小児科学

　近年，食物アレルギー領域を中心にアレルゲンコンポーネント（コンポーネント）特異的IgE検査の臨床意義が明らかになってきた．現行の粗抗原に対する特異的IgE検査に加えてコンポーネント特異的IgE検査を実施することで，より精度の高い診断が可能となる．すなわち，粗抗原中の含有量が少ないコンポーネントの測定は臨床的感度の向上，当該アレルゲンに特異的なコンポーネントでは臨床的特異度の向上が期待できる．また，誘発症状の重篤度に関係するコンポーネントも明らかになり，誘発症状の重症度を推定することが可能となる[1]．

　特に，果実類，穀類，豆類，ナッツ類によるアレルギーの検討がなされている．植物のプロフィリン，Bet v 1 スーパーファミリー，クーピンスーパーファミリーおよびプロラミンスーパーファミリーに属するコンポーネントで，これらアレルギーの原因の約60％を占めると報告されている[2]．表に世界保健機関アレルゲン命名委員会のホームページを参考に作成したおもな植物由来食物のアレルゲンコンポーネント分類を示す．単離または遺伝子組換えにより作製されたコンポーネントの分析により，その物理化学的性質およびほかのコンポーネントとの交差性，誘発症状との関連が明らかになり，コンポーネント特異的IgE検査の臨床応用が広がってきた．以下に植物に由来する食物アレルゲンコンポーネントを例に，これら特異的IgE検査の有用性を概説する．

臨床的感度の上昇

　生体防御蛋白質-10（PR-10）は，カバノキ科の花粉−食物アレルギー症候群（pollen-food allergy syndrome：PFAS）の責任抗原となるが，果実，種子の粗抗原中の含有量が低く，果実などの粗抗原特異的IgE検査が陰性になることがある．そのため，新鮮な果実などによるプリック-プリックテストが有用といわれているが，コンポーネント特異的IgE検査では各々のPR-10（Gly m 4，Mal d 1，Pru p 1，Act d 8など）特異的IgE検査が陽性となり有用となる．また，成人の小麦依存性運動誘発アナフィラキシー（wheat-dependent exercise-induced anaphylaxis：WDEIA）の診断において，小麦粗抗原またはグルテン特異的IgE検査が陰性となる場合が少なくないが，Tri a 19（ω-5グリアジン）特異的IgEは本症に対する臨床感度が80％と高い[3]．

臨床的特異度の上昇

　穀類，豆類，ナッツ類の粗抗原特異的IgE検査は，臨床的感度は90％以上と良好であるが，特異度は50％程度と低く，この傾向は皮膚試験でも同様である．当該アレルゲンに特異性が高く（ほかのアレルゲン中のコンポーネントとの交差性が低い），症状誘発との関係が明らかなものの特異的IgE検査が有用になる．このようなコンポーネント特異的IgE検査とし

表　おもな植物由来アレルゲンコンポーネント

アレルゲン	← 大		交差性				小 →	
	プロフィリン	Bet v 1 スーパーファミリー	クーピンスーパーファミリー		プロラミンスーパーファミリー			
		生体防御蛋白-10	7/8S グロブリン	11S グロブリン	LTP	2S アルブミン	プロラミン	αアミラーゼインヒビター
大豆	Gly m 3	Gly m 4	Gly m 5	Gly m 6		Gly m 8		
ピーナッツ	Ara h 5	Ara h 8	Ara h 1	Ara h 3	Ara h 9	Ara h 2/6/7		
緑豆			Vig r 1	Vig r 2				
クルミ		Jug r 5	Jug r 2	Jug r 4	Jug r 3	Jug r 1		
カシューナッツ			Ana o 1	Ana o 2		Ana o 3		
ピスタチオ			Pis v 3	Pis v 2/5		Pis v 1		
アーモンド	Pru du 4	Pru du 1		Pru du 6	Pru du 3			
ヘーゼル	Cor a 2	Cor a 1	Cor a 11	Cor a 9	Cor a 8	Cor a 14		
ソバ			Fag e 3			Fag e 2		
米	Ory s 12				Ory s 14			
小麦	Tri a 12				Tri a 14		Tri a 19/26/36	Tri a 28/29/30
ゴマ			Ses i 3	Ses i 6/7		Ses i 1/2		
リンゴ	Mal d 4	Mal d 1			Mal d 3			
モモ	Pru p 4	Pru p 1			Pru p 3			
キウイ	Act d 9	Act d 8		Act d 12	Act d 10	Act d 13		
トマト	Sola l 1	Sola l 4			Sola l 3/7			
オレンジ	Cit s 2				Cit s 3			

(http://www.allergen.org を元に作成)

て，ラテックス(Hev b 6.02)，卵白(オボムコイド：Gal d 1)，小麦(ω-5グリアジン：Tri a 19)およびピーナッツ(Ara h 2)などがすでに日常診療で使用されている．その他，クルミ(Jug r 1)，カシューナッツ(Ana o 3)，大豆(Gly m 8)，ソバ(Fag e 3)，ゴマ(Ses i 1)なども同様な臨床データが報告されている．これらは，Fag e 3を除いてすべてプロラミンスーパーファミリーに属し，ほかの貯蔵蛋白に比較して相互間の交差性は低い．ただし，これらコンポーネント特異的IgE検査は当該食物アレルギー患者の約10〜20％程度が検査で陰性となることに注意しなければならない[3]．

これらコンポーネント特異的IgE検査と従来の粗抗原による検査を組み合わせて解釈することにより，食物経口負荷試験を実施する患児の数を減少させることが可能となる．

また，経過観察にも粗抗原特異的IgE検査にコンポーネントのそれを加えることが有効になるとの報告がある．Tri a 19特異的IgE検査は，小麦除去食療法中の経過観察において，臨床経過を粗抗原特異的IgEに比べてよりよく反映し，その陰性化が耐性または減感作状態のめやすになると報告されている[3]．

誘発症状の推定

PR-10は，熱や消化酵素に耐性でないので全身症状に関連することは少なく，プロフィリンやcross-reactive carbohydrate determinants (CCD)も，特異的IgE検査陽性でも症状を起こす可能性が低い．ただし，大豆を症状誘発の原因とするPFASでは，大豆由来のPR-10であるGly m 4が関与していると考えられているが，重篤な誘発症状を起こすことが知られている．一方，脂質輸送蛋白質(LTP)，貯蔵蛋白質(2Sアルブミン，7Sグロブリン，11Sグロブリン，プロラミンなど)，モモのジベレリン調整蛋白(GRP)などの感作例は，比較的重篤な誘発症状を起こすことが知られているので，これらに対して特異的IgE検査が陽性の場合，経口負荷試験の実施には注意を要する[1,3]．

[その他の有用性]

　診断精度が上がることから，コンポーネント特異的IgE検査を用いてアレルゲン特異的免疫療法（allergen-specific immunotherapy：SIT）が有効な患者，あるいは負荷すべき適切な治療用アレルゲンを選択することが可能となる．すなわち，一般に治療用アレルゲンは当該アレルゲンに特異的な主要コンポーネントの含有量で標準化されるため，当該アレルゲンに特異的なコンポーネント感作例はSITが有効で，交差性コンポーネントのみの感作例は，ほかのアレルゲンが感作源である可能性が高く，SITの治療効果を期待しにくい．

　PR-10，プロフィリン，CCDなど交差性コンポーネント特異的IgE検査は，感作アレルゲンの範囲を推定し，注意するアレルゲンの種類を限定することが可能となる．

　以上，近年，データが蓄積されてきたコンポーネント特異的IgE検査について，食物アレルギーを中心に述べた．PFASなどの特殊型食物アレルギーのみならず，通常の即時型食物アレルギーにおいても本特異的IgE検査が有用となる．現在，日常診療では8種のコンポーネント特異的IgE検査のみ実施できるが，今後さらに項目数が増加することを期待する．

●文　献●
1) Matricardi PM, et al.：*Pediatr Allergy Immunol* **27**：1-250, 2016
2) Radauer C, et al.：*J AllergyClin Immunol* **120**：518-525, 2007
3) Borres MP, et al.：*Allergol Int* **65**：378-387, 2016

●参考文献●
・世界保健機関アレルゲン命名委員会
　http://www.allergen.org（参照日 2017-04-24）

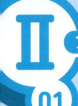

II アレルゲンコンポーネントと食物アレルギー関連疾患

01

CASE

花粉−食物アレルギー症候群
〜ハンノキ関連バラ科による口腔アレルギー例〜

▶ 加藤正也　獨協医科大学医学部小児科学

click

- 花粉−食物アレルギー症候群（pollen-food allergy syndrome：PFAS）は，花粉に感作した人が原因となる果物や野菜を食べた際に，口唇や口腔内に痒みや腫れなどのアレルギー症状を引き起こす疾患である．PFAS は，口周辺のアレルギー症状のため口腔アレルギー症候群（oral allergy syndrome：OAS）ともよばれる．
- ハンノキの花粉抗原とバラ科やセリ科などの食べ物に含まれる感染特異的蛋白質（pathogenesis-related protein-10：PR-10 蛋白）の構造が類似しているため，PR-10 蛋白が抗原となり花粉特異的 IgE と結合することでアレルギー症状が発症すると考えられている．
- 近年，花粉症の低年齢化に伴い，小児においても PFAS を診療する機会が増加している．

CASE 01

13 歳 4 か月　女子

●ハンノキ花粉に併発したバラ科食物の PFAS 例

- **家族歴**：特記すべき事項なし．
- **主　訴**：口腔の違和感，腫脹，痒み．
- **現病歴**：9 歳時から生のモモ，リンゴを食べた際に口腔の違和感，腫脹，痒みを認めていた．
- **既往歴**：花粉症，猫アレルギー．
- **検査所見**：当院初診時の血液検査で，特異的 IgE（RAST）スギ 35.8 U_A/mL，ブタクサ 2.10 U_A/mL，カモガヤ 5.29 U_A/mL，ハンノキ 43.5 U_A/mL，ネコ皮屑 9.07 U_A/mL，イヌ皮屑 3.67 U_A/mL，リンゴ 3.05 U_A/mL，モモ 6.55 U_A/mL．
  初診時の対応として生のモモ，リンゴの摂取を禁止した．現在は加熱したモモ，リンゴの食品は摂取可としている．

表　花粉との関連が報告されている食物（野菜・果物・ナッツ類）

花粉	花粉との関連が報告されている果物（野菜・果物・ナッツ類）
スギ	トマト
ヒノキ	
ハンノキ	バラ科（リンゴ・モモ・ナシ・ビワ・サクランボ・イチゴ），ウリ科（メロン・スイカ・キュウリ），ダイズ（豆乳）・キウイ・オレンジ・ゴボウ・ヤマイモ・マンゴー・アボカド・ヘーゼルナッツ（ハシバミ）・ニンジン・セロリ・ジャガイモ・トマト
シラカンバ	バラ科（リンゴ・モモ・ナシ・洋ナシ・スモモ・アンズ・サクランボ・イチゴ），ヘーゼルナッツ（ハシバミ）・クルミ・アーモンド・ココナッツ・ピーナッツ・セロリ・ニンジン・ジャガイモ・キウイ・オレンジ・メロン・ライチ・香辛料（マスタード・パプリカ・コリアンダー・トウガラシ）
オオアワガエリ	メロン・スイカ・ズッキーニ・キュウリ・バナナ
カモガヤ	
ブタクサ	スイカ・メロン・ズッキーニ・キュウリ・バナナ
ヨモギ	ニンジン・セロリ・レタス・ピーナッツ・クリ・ピスタチオ・ヘーゼルナッツ（ハシバミ）・ヒマワリの種・ジャガイモ・トマト・キウイ・香辛料（マスタード・コリアンダー・クミン）

〔松倉節子，相原道子：食物アレルギーの特殊型　1）口腔アレルギー症候群（oral allergy syndrome）．アレルギー・免疫 17：1031-1038，2010 を元に作成〕

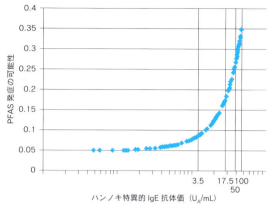

図　ハンノキ特異的 IgE 抗体価における PFAS 発症の可能性

診断・治療のポイント

　花粉との関連が報告されている食べ物を表に示す．これらの食品で口周辺のアレルギー症状を認める場合は，関連する花粉症がないか調べる必要がある．特にハンノキは日本全国に自生しており，関連している食べ物も多く抗体価を調べる価値が高いと考えられる．当科アレルギー外来にて 2015 年 1 〜 12 月の期間でハンノキ特異的 IgE 測定が実施された 371 例のうち，ハンノキ感作例は 179 例（48.2％）で，そのうち PFAS は 26 例（14.5％）であった．PFAS の原因食物で最も多かったのがモモ，キウイ，次いでリンゴ，メロン，イチゴ，サクランボ，ナシ，トマトで，バラ科果実またはキウイの PFAS が 80.8％と PR-10 蛋白の関与が示唆された．また，ハンノキ花粉感作群において，PFAS 群は非 PFAS 群に比較してハンノキ特異的 IgE 抗体が高値を示した（45.5 U_A/mL vs 19.6 U_A/mL）．またプロバビリティー曲線を作成し，ハンノキ特異的 IgE 抗体価が高値であるほど，PFAS の発症が高いことが予想された（図）．一方，呼吸困難などの重度のアレルギー症状を認める場合は，同じ食品でも原因となる抗原蛋白が異なる場合が最近示唆されている．たとえば，モモのアレルゲンコンポーネントには Pru p 1，Pru p 3，Pru p 4，Pru p 7 などが知られているが，Pru p 1（PR-10），Pru p 4（プロフィリン）が PFAS に関連し，Pru p 3（LTP），Pru p 7（peamaclein）が，運動誘発アナフィラキシーなどのより重篤なアレルギー症状に関連していると考えられている．

患者支援のポイント

- 小児においても PFAS は重要なアレルギー性疾患として日常診療で念頭におき，PFAS 発症の予測には，経年的にハンノキ特異的 IgE を検査することが有用と考えられる．
- PFAS は花粉の散布時期以外では症状が出ないことがよくある．これは花粉曝露によって PR-10 蛋白特異的 IgE 抗体価が上昇することで，PFAS が起こりやすいと考えられている．
- したがって，ハンノキ花粉の飛散時期である 1 〜 5 月は関連する果物や野菜の摂取は普段以上に注意することを心がける必要がある．

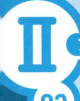

II アレルゲンコンポーネントと食物アレルギー関連疾患

CASE 02 ハンノキ関連マメ科(モヤシ)による花粉－食物アレルギー症候群例

▶宮本　学　獨協医科大学医学部小児科学

click

- シラカンバ，ハンノキ花粉症の患者では，モヤシによる花粉－食物アレルギー症候群(口腔アレルギー症候群)を生じることがある．
- 血液検査では，大豆由来のアレルゲンコンポーネントである Gly m 4 特異的 IgE 抗体検査が有用である．

CASE 02

12歳3か月　男子

●モヤシによる花粉－食物アレルギー症候群(pollen-food allergy syndrome：PFAS)

- **家族歴**：両親；季節性アレルギー性鼻炎あり．
- **主　訴**：咽頭瘙痒感．
- **現病歴・既往歴・基礎疾患**：3歳から気管支喘息の診断でプランルカスト(オノン®ドライシロップ)を内服．5歳時にアレルギー性鼻炎と診断された．10歳，11歳時にそれぞれトマト，キンカンの摂食で咽頭瘙痒感を生じ，それぞれ特異的 IgE 抗体陽性のため，精査・生活指導目的に当院を紹介受診した．
- **初診時所見・身体所見・検査所見・初診時対応**：初診時の血液検査では，総 IgE 高値，複数の植物花粉，食物に対する特異的 IgE 上昇あり(表)．症状は口腔内症状にとどまっており，植物花粉への感作を認めたことから，即時型食物アレルギーではなく PFAS と診断した．症状は軽微であったため，原因と思われる食物を家庭で少量摂取してもらい，症状が出現する食品の確認を指示した．
- **経　過**：家庭での経口負荷試験の結果，生果物全般(オレンジ，リンゴ，バナナ，ブドウ，イチゴ)，モヤシ，トマトで症状が出現することが判明．ハンノキ花粉への感作を認め，大豆由来のアレルゲンコンポーネントである Gly m 4 が陽性であったことから，抗原交差によるモヤシ PFAS の可能性が考えられた．生果実，モヤシ，トマトの除去を行っている．また，13歳時からスギ花粉に対する舌下免疫療法を開始した．

品種	緑豆	黒豆 (ブラックマッペ)	大豆
学名	*Vigna radiata*	*Vigna mungo*	*Glycine max*
外観			
特徴	最も多く市場に出回っている	古くから食べられているが，販売数は低下	業務用の出荷が多い
含まれる食品	春雨	ナン	ナムル，チゲ

図 日本で販売されているおもな「モヤシ」
〔富士食品工業株式会社ホームページ（http://www.fujifoods.co.jp）を元に作成〕

診断・治療のポイント

モヤシに対する花粉－食物アレルギー症候群（PFAS）は，近年報告が増えてきている．モヤシは一般的に豆類や穀類を発芽させた食品の総称で，日本で販売されるモヤシは多くが緑豆（*Vigna radiata*）が発芽した緑豆モヤシである（図）．緑豆のアレルゲンコンポーネントであるVig r 1とVig r 6は，Bet v 1スーパーファミリーに属し，シラカンバ花粉（Bet v 1）やハンノキ花粉（Aln g 1）とともに大豆由来のGly m 4にも交差反応性を示す．当院で経験したモヤシPFAS症例では大豆粗抗原特異的IgE抗体よりもGly m 4特異的IgE抗体のほうが高抗体価であり，モヤシPFASの診断に役立つと考えられた．

- ハンノキ（2月～4月）やシラカンバ（4月～5月）の花粉飛散期にアレルギー性鼻炎症状を呈する患児は，モヤシに対するアレルギー症状が生じることがある．
- アレルギー性鼻炎を生じる時期の詳細な問診は，PFASの診断に有用である．

患者支援のポイント

- 基本的には症状に対する治療は対症療法しかなく，アレルギー反応を示す食品は除去とする．
- アナフィラキシーの既往がある場合は，

表 提示症例の検査値

《免疫》		
総IgE	1,252.5 IU/mL	
特異的IgE（RAST）		Class
ダイズ	1.6 U$_A$/mL	2
Gly m 4	25.3 U$_A$/mL	4
ハンノキ	78.6 U$_A$/mL	5
スギ	>100 U$_A$/mL	6
ヒノキ	23.7 U$_A$/mL	4
ブタクサ	5.79 U$_A$/mL	3
カモガヤ	33 U$_A$/mL	4
トマト	6.89 U$_A$/mL	3
オレンジ	4.21 U$_A$/mL	3
イチゴ	4.55 U$_A$/mL	3

PFASであってもアドレナリン自己注射薬（エピペン®）の適応となる．
- モヤシ中のアレルゲンコンポーネントVig r 1，Vig r 6はモヤシの成長，創傷によるストレスで増加するため，痛んだモヤシにはより注意が必要である．
- Gly m 4は大豆製品全般に含まれており，豆乳や豆腐，枝豆，春雨にもアレルギー症状を示すことがあるため注意が必要である．
- Gly m 4は熱に対して比較的安定しているため，食品を加熱してもアレルギー症状を誘発する可能性がある．
- ただし，Gly m 4は現時点で保険未収載のため留意が必要である．

II アレルゲンコンポーネントと食物アレルギー関連疾患

03 CASE
ラテックス-フルーツ症候群例

▶中山元子　獨協医科大学医学部小児科学

click

→ 頻回な手術既往のある症例においては，薬剤アレルギーとともにラテックスアレルギーのリスクを検討することが重要である．

→ 本症例のラテックスアレルギーは，医療従事者で重要なアレルゲンコンポーネントである Hev b 6.02 以外の Hev b 3 および Hev b 5 特異的 IgE 測定が，診断に有用であることが示された．

15歳　女子

●ラテックスアレルギーによりアナフィラキシーショックをきたした事例

- **家族歴**：特記すべきことなし．
- **主　訴**：蕁麻疹，呼吸器症状，血圧低下．
- **現病歴**：大腿獣皮様母斑の切除およびティッシュエキスパンダー挿入目的に手術を施行中，手術開始2時間後よりアナフィラキシーショックを認め，アドレナリン皮下投与とメチルプレドニゾロン（ソル・メドロール®）の静注を行い改善が認められた．手術で使用した薬剤によるアレルギーを疑い，当科アレルギー外来を紹介受診した．
- **既往歴**：幼少期より大腿獣皮様母斑に対して11回の手術歴あり．クリの経口摂取で口腔内の瘙痒感を認めたが，ほかの食物ではアレルギー症状は発現しない．フロモキセフ（フルマリン®），ロキタマイシン（リカマイシン®）の薬剤アレルギーあり．
- **検査所見**：表参照．
- **診　断**：頻回の手術が原因の，ラテックスアレルギーおよびラテックス-フルーツ症候群と診断した．
- **対　応**：ラテックスアレルギーに対しては，ラテックスフリーの対応を行い，ラテックス-フルーツ症候群に対しては，フルーツ，クリの除去食対応を行っている．さらに緊急時の対応として，アドレナリン自己注射薬（エピペン®），ベタメタゾン・d-クロルフェニラミンマレイン酸塩配合剤（セレスタミン®），外用ジフェンヒドラミン製剤（レスタミン®コーワクリーム）を処方し，アナフィラキシー出現時には速やかにプレホスピタルケアを行うことも指導している．

▫ **経　過**：12回目の手術以降，5回の手術を施行したが，ラテックスフリーの環境下で実施をしており，アレルギー症状の再発はなかった．また経過中，マンゴー・ブルーベリーのヨーグルト摂取時に全身性の蕁麻疹を認めた．

表　当院来院時検査所見

項　目		結　果
総 IgE (IU/mL)		2,630
特異的 IgE (U_A/mL)	ラテックス	76.1
	スギ	3.62
	HD1	0.57
	ヤケヒョウヒダニ	0.56
	ブタクサ	0.13
	カモガヤ	0.17
	イヌ皮屑	0.15
皮膚テスト (SPT)	アミバレン	negative
	キシロカイン	negative
	ホスミシン	negative

アレルゲン	(U_A/mL)
Hev b 1	2.24
Hev b 3	34.3
Hev b 5	74.6
Hev b 6.02	1.56
Hev b 8	<0.1
Hev b 9	<0.1
Hev b 11	0.183

特異的 IgE (U_A/mL)

Hev b 1，Hev b 3，Hev b 5，Hev b 8，Hev b 9，Hev b 10 については保険適用なし．

診断・治療のポイント

ラテックスアレルギー（以下 latex allergy：LA）は，医療従事者（以下 health care workers：HCW），アトピー性皮膚炎，医療職をくり返す人，天然ゴム製手袋の使用頻度の高い職業の人がハイリスクのグループ[1]として注意が必要な疾患である．HCW における LA では Hev b 5 または Hev b 6 が高い特異度を示すとされているが，ラテックス製品との接触方法によって原因アレルゲンコンポーネントの感作パターンも異なると報告されている．本症例の特異的IgE 測定では，ラテックス特異的 IgE，ラテックスコンポーネント特異的 IgE である Hev b 1，Hev b 3，Hev b 5，Hev b 6.02 に陽性を示し，Hev b 8，9，11 は陰性であった（表）．特に Hev b 3 および 5 に対して強く感作が成立していた．これらの結果から，HCW などで多くみられる経気道および経皮感作によると考えられる症例とは異なる感作プロファイルを示していた．

患者支援のポイント

● LA 患者の 30 〜 50 ％[2]が，アボカド・バナナ・クリ・キウイフルーツといった食品やその加工品を摂取した際に，アナフィラキシー，喘鳴，蕁麻疹，および口腔アレルギー症候群などの即時型アレルギー反応を経験することがあるとされている．本症例においても，クリのほか，マンゴー・ブルーベリーに蕁麻疹の既往があるため，ラテックス−フルーツ症候群として，ハイリスク群の食品摂取制限を行うことが必要である．

● 近年学校でのアナフィラキシーの対策が進み，平成20年に「学校のアレルギー疾患に対する取り組みガイドライン」[3]では「学校生活管理指導表（アレルギー疾患用）」が文部科学省監修のもと作成されている．さらに栃木県教育委員会では，平成21年に「学校給食を中心とした食物アレルギー対応の手引き」[4]では，緊急時のフローチャートの活用があげられ，平成23年の「学校のアレルギー疾患に対する取組」[5]では「学校生活管理指導表（アレルギー疾患用）」および「緊急時のフローチャート」の活用が推奨されている．学校関係者・保護者・主治医とともに緊急時のフローチャートを作成し，全教職員の共通理解を図っていくことが重要である．

●文献●

1) 日本ラテックスアレルギー研究会, ラテックスアレルギー安全対策ガイドライン作成委員会：ラテックスアレルギー安全対策ガイドライン2013. 協和企画, 東京, 2013
2) Wagner S, et al.：*Biochem Soc Trans* **30**：935-940, 2002
3) 財団法人日本学校保健会 文部科学省スポーツ・青少年局学校健康教育課：学校のアレルギー疾患に対する取り組みガイドライン. 2008
4) 栃木県教育委員会事務局健康福利課：学校給食を中心とした食物アレルギー対応の手引き. 2010
5) 栃木県教育委員会：学校のアレルギー疾患に対する取組. 2011

Column　正しい診断にもとづいた必要最小限の原因食物の除去のために

池田久剛　山梨厚生病院小児科

食物アレルギー対応の原則は, 正しい診断に基づいた必要最小限の原因食物の除去である. 過度の心配による不必要な除去を避け, 耐性の獲得に伴い「いつから食べられるようになるのか」, 原因食物でも症状が誘発されない安全摂取量「食べられる範囲」を決定するために, 食物経口負荷試験による正確な診断の必要性は, 私たち一般病院小児科のアレルギー診療においてますます重要となっている.

平成26年文部科学省は, 学校で特別な配慮と管理を求めるアレルギーの児童に対して,「学校生活管理指導表」の提出を必須にするとした. 主治医が原因食物とその診断根拠を明確に記載し, 医師の指示によらない不要な除去をなくし食物アレルギーの児童への対応が, 医学的根拠に基づき実施されることを目的としているが, 残念ながら従来その導入率は決して満足のいくものではなかった.

山梨県では, 平成24年度より学校保健課題解決支援事業「アレルギー疾患対応支援チーム」を設置し, 山梨県小児科医会アレルギー疾患対策委員会と対応を協議した. 学校教職員がアレルギー疾患について理解を深めるとともに, 保護者および地域関係者との連携の中で取組みをより一層推進するため, 全県下において市町村教育委員会の協力のもと「食物アレルギーの理解とアナフィラキシーの対応」についての研修会を開催した. また児童のアレルギー疾患の実態と各学校での取組み状況を把握するため「山梨県アレルギー疾患に関する実態調査」を行い検討を重ねた. この結果, 平成28年度に学校が対応を行っている児童生徒の中で医師の診断に基づいている者の割合は, 小学校94.2％, 中学校72.9％と年々高くなっている. しかし, 口腔アレルギー症候群が診断の主体となる高校については, 医師の診断率が低く, 今後も教育と医療の課題として検討していきたい(図).

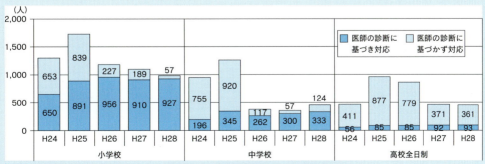

図　学校生活で特定の食材の除去をしている児童のうち, 学校が対応を行っている児童数の推移
(山梨県教育庁スポーツ健康課　平成28年度「山梨県アレルギー疾患に関する実態調査」)

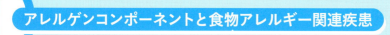

CASE 04 小麦による食物依存性運動誘発アナフィラキシー例 〜新規アレルゲンコンポーネントの有用性〜

▶福田啓伸　獨協医科大学医学部小児科学

click

- 小児の小麦依存性運動誘発アナフィラキシーは，成人と比較して，小麦粗抗原特異的IgE抗体が陽性で，ω-5グリアジン特異的IgE抗体が陰性になることがある．したがって，新たなアレルゲンコンポーネント（高分子グルテニンなど）の測定が有用である．
- 小学校高学年以降で，給食後の運動時におけるアナフィラキシーが発症したケースでは本症の可能性が多く，注意が必要である．

13歳4か月　男子

●アレルゲンコンポーネント測定が有用である小麦FDEIAの一例

- **主　訴**：中華料理摂取後の運動後に呼吸困難と発疹．
- **現病歴**：中華料理（ラーメン・チャーハン）摂取後の運動後に呼吸困難と瘙痒感を伴う膨隆疹を認め救急病院を受診．セレスタミン®を処方され帰宅．その後も同様に中華料理（餃子・青椒肉絲）摂取後の運動後に呼吸器症状と皮膚症状を認め，当院アレルギー外来を受診した．
- **既往歴**：アトピー性皮膚炎（現在定期治療なし），気管支喘息（乳児期から指摘され，一時長期管理を行うも，症状が安定しているため現在定期治療なし）．
- **受診時身体所見，検査所見**：胸腹部に異常所見は認めず，皮膚は乾燥している．WBC5,500×10^9/L（好酸球16.1％），総IgE：2,173 IUmL．特異的IgE（RAST）検査は，小麦2.14 U$_A$/mLで，小麦コンポーネント検査では，ω-5グリアジン（Tri a 19）：0.463 U$_A$/mL，高分子グルテニン（Tri a 26）：90.5 U$_A$/mL，Tri a 21：2.01 U$_A$/mLと陽性であった（Tri a 26，Tri a 21は2017年8月現在では保険適用外）．
- **治療経過**：過去のアナフィラキシー出現時の病歴の詳細から，小麦の摂取単独または運動負荷単独では症状を認めず，小麦摂取後の運動負荷によってアナフィラキシーが誘発されていたことから，小麦依存性運動誘発アナフィラキシーの診断となった．今後の小麦摂取後の運動を制限した．

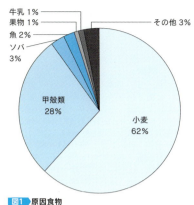

図1 原因食物
(相原雄幸,アレルギー 56:451-456, 2007 を元に作成)

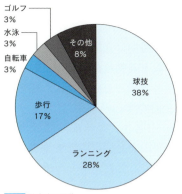

図2 発症時の運動
(相原雄幸,アレルギー 56:451-456, 2007 を元に作成)

診断・治療のポイント

- 食物依存性運動誘発アナフィラキシーの診断は,「食物アレルギー診療ガイドライン 2016」[1]によると,詳細な問診と,アレルギー検査(血清総 IgE,特異的 IgE(RAST),皮膚テスト〔prik-to-prick〕,好塩基球ヒスタミン遊離試験,CD203c 好塩基球活性化試験)から原因抗原を絞り込み,誘発試験を実施することが推奨されている.しかし,誘発試験の再現性は必ずしも高くはなく注意が必要である.
- 小児の小麦食物依存性運動誘発アナフィラキシーの場合では,ω-5 グリアジン特異的 IgE 抗体,皮膚テストともに陰性である症例が少なくないとの報告がある[2,3,4].そこで,高分子グルテニンなどの新しいアレルゲンコンポーネントを用いたアレルギー検査が,新たな診断ツールの一つとして注目されている[5](疾患概要5 p.15 参照).
- 食物依存性運動誘発アナフィラキシーの初回発症のピークが 10〜20 歳代であり,男性に好発する傾向がある.したがって,小学校高学年以降で,給食後の運動時におけるアナフィラキシー症状を認めたケースでは本症を疑うポイントとなる.
- 食物依存性運動誘発アナフィラキシーの原因食物は小麦・甲殻類が多いとされているが[5],果実(モモ[6]・オレンジ[7]など)や野菜[8]の報告もある(図1).また,複数の食物の同時摂取や不特定の食物が発症に関与することも指摘されていて,注意が必要である.
- 食物依存性運動誘発アナフィラキシーの発症時の運動種目[2]はサッカーなどの球技やランニングなどの運動負荷の多い種目が多いが,散歩や入浴によって発症することもあり,患者指導がポイントとなる(図2).

表1 アナフィラキシー発症に影響する要因

全身症状	疲労・寝不足・感冒
自律神経	ストレス
女性ホルモン	月経前症状
気象条件	高温,寒冷,湿度
薬剤	NSAIDs(アスピリンなど)
その他	アルコール摂取,入浴,花粉飛散時期

(海老澤元宏,日本小児アレルギー学会食物アレルギー委員会:食物アレルギー診療ガイドライン 2016. 協和企画, 2016)

患者支援のポイント

- アナフィラキシー出現時には速やかにアドレナリン自己注射薬(エピペン®)を使用し救急外来を受診することを指導した.さらに学校での対応として,アレルギー用生活管理指導表のほか,緊急時の対応表を作成し学校・家庭・医療機関の情報の共有を図った.その後はアナフィラキシー症状は認めていない.

- 本症は，原因食物摂取2時間後以内の運動負荷により，即時型症状が誘発されやすいため，摂取後の約2時間は安静が必要である．
- 本症は，食事摂取と運動負荷が組み合わされば必ず発症するとは限らない．特に，感冒時などの体調不良時や解熱鎮痛薬（アスピリンなどのNSAIDs）内服などは本症の誘発因子となり，複数の要因が発症に関与することが示唆されている（表）．したがって，感冒薬や解熱鎮痛薬を内服した場合は運動を避けるよう指導が必要である．

● 文　献 ●

1) 海老沢元宏，日本小児アレルギー学会食物アレルギー委員会：食物アレルギー診療ガイドライン 2016．協和企画，2016
2) Atsumi T, et al.：*Pediatr Allergy Immunol* **27**：44-49, 2016
3) Morita E, et al.：*Allergol Int* **58**：493-498, 2009
4) 中川朋子，他：アレルギー **64**：1169-1173, 2015
5) 相原雄幸：アレルギー **56**：451-456, 2007
6) 小野倫太郎，他：アレルギー **64**：149-155, 2015
7) 福田啓伸，他：日小ア誌 **31**：53-57, 2017
8) 平井奈美，他：日小ア誌 **30**：483, 2016

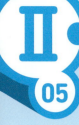

II 05 アレルゲンコンポーネントと食物アレルギー関連疾患

CASE
モモによる食物依存性運動誘発アナフィラキシー例
～モモアレルゲンコンポーネント測定の有用性～

▶ 安藤裕輔　獨協医科大学医学部小児科学

click

- 近年，アレルゲンコンポーネントが病型診断として有用であり，症状を予知するマーカーとしても期待されている．
- モモアレルゲンコンポーネントである Pru p 1 や Pru p 4 の陽性例は口腔アレルギー症候群との関連が，Pru p 7 の陽性例は食物依存性運動誘発アナフィラキシーとの関連が示唆される．
- 口腔内あるいは全身症状を予知するために，モモアレルゲンコンポーネントの測定が有用であり，保険収載が期待される．

9歳10か月　男児（表 症例1）

●モモアレルゲンコンポーネント測定の有用性が示唆されたモモ FDEIA 症例

- **家族歴**：特記すべき事項なし．
- **主　訴**：食後の運動時に生じる顔面腫脹，呼吸困難．
- **現病歴**：8歳のとき，学校給食後の運動時に眼瞼結膜充血，顔面腫脹，呼吸困難が出現した．救急要請しドクターヘリで近医総合病院に入院し加療した．その後も，昼食後の運動で顔面腫脹および呼吸困難をくり返している．果実類摂取後の運動時に症状出現が多いため，モモやオレンジなどの果実除去を行っている．アナフィラキシー症状の既往があり，顔面腫脹，呼吸困難が頻回のため当科外来を紹介され受診した．
- **既往歴**：気管支喘息に対してモンテルカスト（キプレス®）内服，アレルギー性鼻炎に対してレボセチリジン塩酸塩（ザイザル®）内服．
- **初診時所見**：全身状態良好，咽頭発赤なし，呼吸音清，心音純，腹部平坦軟で圧痛なし．
- **検査結果**：特異的 IgE（RAST）　モモ 0.96 U_A/mL，オレンジ 0.60 U_A/mL，グレープフルーツ 0.52 U_A/mL，スギ 100 U_A/mL 以上，ハンノキ 0.34 U_A/mL 以下，リンゴ・キウイ・メロン・スイカ・イチゴ特異的 IgE 0.34 U_A/mL 以下．
- **受診後経過**：果実の特異的 IgE と誘発歴からモモなどの果実による食物依存性運動誘発アナフィラキシーと診断した．また，アレルギー性鼻炎の既往があるため花粉－食物アレルギー症候群を考え，スギ，ハンノキの特異的 IgE を測定した．バラ科果実による食物アレルギーの症例であ

るが，ハンノキ特異的 IgE は陰性であった．モモアレルゲンコンポーネントも測定し，GRP である Pru p 7 のみが陽性であった．外来にて加熱食品摂取が可能か，新たな食品の摂取での症状有無を確認しながら経過観察を行っている．

表 当院におけるモモアレルギー症例の特異的 IgE 検査結果

症例	FEDIA	OAS 症状	IA 症状	花粉症	アレルゲンコンポーネント					
					モモ粗抗原	Pru p 1	Pru p 2	Pru p 3	Pru p 4	Pru p 7
1	○			○	0.96	<0.1	<0.1	n.d.	<0.1	8.20
2	○	○		○	0.82	3.53	<0.1	0.85	2.79	<0.1
3	○				2.02	0.29	0.15	0.13	<0.1	6.44
4	○		○	○	2.34	<0.1	<0.1	<0.1	<0.1	12.2
5	○	○		○	17.0	48.5	<0.1	<0.1	<0.1	19.8
6		○	○		8.02	<0.1	<0.1	<0.1	<0.1	12.1
7		○		○	21.2	45.9	<0.1	<0.1	<0.1	<0.1
8		○	○	○	24.8	27.9	0.32	0.16	7.79	<0.1
9		○		○	2.52	20.1	<0.1	0.30	<0.1	<0.1

FEDIA：食物依存性運動誘発アナフィラキシー，OAS：口腔アレルギー症候群，IA：即時型アレルギー．0.35 U_A/mL 以上を陽性．n.d. は未実施．

診断・治療のポイント

- 果実による食物依存性運動誘発アナフィラキシーを認めるため，学校および医療機関では慎重な対応が求められる症例である．緊急時に備えたアドレナリン自己注射薬（エピペン®）の処方，顔面浮腫が生じた際に使用する抗アレルギー薬の処方，正しい除去食物の選定が必要となる．本症例においては，給食摂取後の運動での症状出現がほとんどであり，アレルギー症状の原因となる果物の同定が難しく，アナフィラキシーが生じる可能性も否定できないため，学校給食においてはすべての生果実を除去する方針とした．

- 近年では，食物の粗抗原に含まれるアレルゲンコンポーネントが注目されており，感作されるアレルゲンコンポーネントにより誘発される症状が異なる可能性が示唆されている．現在，よく知られているアレルゲンコンポーネントとして，PR-10 やプロフィリンがある．これらは，植物の生存に欠かせない構造や機能を司る重要な蛋白である．このなかでも構造や機能の類似性を有して生体と交差反応を示す，相同性が高い蛋白群をプロテインファミリーとよび，これらの代表例として PR-10 やプロフィリンが存在する．PR-10 やプロフィリンは，口腔アレルギー症候群と関連する報告が多数認められる．

- 2013 年にイタリアのグループが報告した新規モモアレルゲンである peamaclein（ピマクレイン）[1]は，PR-10 やプロフィリンと同様に抗菌ペプチド機能を持つプロテインファミリーであり gibberellin regulated protein（GRP）とよばれている．モモの GRP は Pru p 7 としてアレルゲン登録されており，当科のモモアレルギー 9 症例でも測定を行った（表）[2]．PR-10 である Pru p 1 やプロフィリンである Pru p 4 は口腔アレルギー症状を呈する例で陽性となっていたが，Pru p 7 は食物依存性運動誘発アナフィラキシー症例において高率に陽性となった．また，猪又らは，オレンジの GRP である Cit s 7 においてアレルギー症状の出現を報告しており[3]，モモだけでなくオレンジにおいても GRP はアレルゲンとなる可能性が考えられる．本症例においては，モモだけでなくオレンジのアレルギーもあることから，GRP の交差反応性により複数の果実の除去が必要となった症例と考えられ

る．現在，Cit s 7 も測定中である．
- 現時点ではモモのアレルゲンコンポーネントは保険収載されていない．しかしながら，今後は病型診断として，症状を予知するためにもモモのアレルゲンコンポーネントによる評価が，モモアレルギーに困っているすべての患児において可能となることが期待される．

患者支援のポイント

- アナフィラキシーを生じさせないことが最も重要なことではあるが，症状出現時の緊急対応を想定しておく必要がある．保護者，医療機関，学校，消防署との連携が必要であり，緊急フローを作成してアナフィラキシー時の処置および対応を全員が共有する必要がある．
- 本児においては抗アレルギー薬だけでなく，エピペン®を処方している．そのため，日本小児アレルギー学会の作成した「一般向けエピペン®の適応となるアレルギー症状」について，保護者だけでなく学校関係者にも周知する必要がある．
- 児は9歳であったため，必要時には自分で注射する可能性も考慮し，くり返し自己注射の練習もあわせて行う必要がある．

●文　献●
1) Tuppo L, et al.：*Clin Exp Allergy* **43**：128-140, 2013
2) 安藤裕輔，他：日児会誌 **121**：266, 2016
3) 猪又尚子，他：*Dermatol Cutan Allergol* **10**：475, 2016

Column アレルゲンコンポーネント特異的IgE検査 ～検査に使用するアレルゲンコンポーネントの精製度の重要性～

吉原重美　獨協医科大学医学部小児科学

アレルゲンコンポーネント（コンポーネント）特異的IgE検査の臨床的意義が明らかになり，それぞれのコンポーネントの特徴により臨床応用が確立された．したがって，特異的IgE検査に使用するコンポーネントの精製度は重要となる．

日常診療で8種のコンポーネントに対する特異的IgE検査が実施可能である．その中でも最も汎用されているのが，卵白のオボムコイド（OVM：Gal d 1）である．OVMは，ほかの卵白コンポーネントに比較して，熱および消化に対して耐性なため，OVM感作例は加熱または加工した卵の摂取で症状を誘発される可能性が高い[1]．日常診療にはいくつかの特異的IgE検査キットが提供されているが，なかでもイムノキャップ®が最も汎用され，このキットを対照に種々のキットの相関試験が検討されている．アラスタット®とイムノキャップ®のOVMにおける相関は，ほかのアレルゲンと異なり，アラスタット®の測定結果が5倍程度と高値を示し，かつアラスタット®陽性でイムノキャップ®陰性となる検体が多く認められる[2]．この現象の原因検証を目的として，抗OVMマウス-ヒトキメラIgE抗体（OVMキメラ）および抗卵白リゾチームマウス-ヒトキメラIgE抗体（Lysキメラ）[3]を入手して，これらを検体として，イムノキャップ®およびアラスタット®でOVM特異的IgEを測定した．Lysキメラを用いたのは，市販の精製OVM中にはリゾチームがかなり混入していることが報告されているためである[3]．各々のキメラ抗体は16倍まで希釈して各々の希釈系列を検体とした．イムノキャップ®では，OVMキメラのみ測定可能であったが，アラスタット®では，OVMキメラおよびLysキメラともに測定可能で（図），これが両者の測定結果の乖離の原因のひとつと考えられた．以上からイムノキャップ®のOVM特異的IgE検査は，OVMに特異的であることが示された．なお，イムノキャップ®のOVMは多くの手順によって精製されており，OVM以外の卵白コンポーネントの混入がないと報告されている[3]．

● 文　献 ●
1) Ando H, et al.：*J Allergy Clin Immunol* **122**：583-588, 2008
2) Furuya K, et al.：*Allergy* **71**：1435-1443, 2016
3) Everberg H, et al.：*Int Arch Allergy Immunol* **154**：33-41, 2011

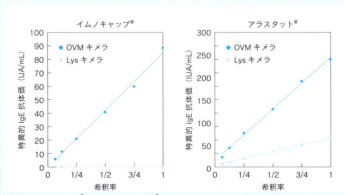

図 イムノキャップ®およびアラスタット®でのOVMキメラ，Lysキメラの測定
いずれのキメラも両特異的IgE検査キットのオボムコイド特異的IgE測定系で特異的IgEを測定した．

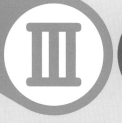

III 診断に工夫を要した症例・難渋した症例

III-06 診断に工夫を要した症例・難渋した症例

CASE
複数回の食物経口負荷試験を要した消化器症状主体の鶏卵アレルギー例

▶ 亀田聡子　新小山市民病院小児科

click

- 乳児期に発症した鶏卵アレルギーの女児．初発時の症状は膨疹であったが，5歳以降の負荷試験では皮膚症状がなく，消化器症状が主体であった．
- 初回の負荷試験では軽度の症状，主観的な症状のみで判定保留とした．心因反応の関与も考慮されたが，再度，負荷試験を行うことで，客観的な症状や再現性が確認され，陽性と判定した．

CASE 06

6歳11か月　女児

● 鶏卵負荷試験で誘発された消化器症状

- **家族歴**：父；通年性アレルギー性鼻炎．
- **主　訴**：咽頭痛，腹痛，下痢．
- **現病歴・既往歴**：乳児期にアトピー性皮膚炎と診断．生後8か月時に固ゆで卵黄を摂取し，全身膨疹が出現した．卵白・牛乳特異的IgE抗体が陽性で鶏卵・牛乳除去を開始した．4歳8か月時，当科初診．
- **初診時所見・対応**：初診時，湿疹なし，呼吸音清．症状の既往と血液検査結果（表）より鶏卵除去を継続した．牛乳経口負荷試験を行い，症状陽性で牛乳も除去を継続した．
- **経　緯**：5歳以降に特異的IgE抗体値が低下傾向となり，加熱全卵の負荷試験を行った．

  1回目（5歳9か月）：判定保留
  　開始直後より一過性の喉や舌の痒みを訴え，50分後「食べたくない」「おなか痛い」と完食できずに終了した（総負荷量23 g）．喉・皮膚瘙痒感，軽度咳嗽を認めた．開始120分後に咳嗽・自覚症状は消失，水様便2回あり（その後，自宅で再現性の確認を試みたが，鶏卵2～5 gでも口腔内の痒みを訴え摂取困難であった）．

  2回目（6歳11か月）：陽性
  　摂取意欲乏しく，摂取に時間を要した．開始80分後に咽頭痛，腹痛が出現した．腸蠕動音の亢進と水様便排出あり，摂取を中止した（総負荷量17 g）．その後，さらに水様便4回あり抗ヒスタミン薬を内服し，開始170分後に腹痛は消失した．

- 経　過：自覚的な腹部症状だけでなく下痢も再現性があり，2回目の負荷試験で陽性と判定した．自宅では，本人が症状なく摂取できる市販のクッキー（鶏卵2～5g相当）などは摂取可とした．
- 検査所見：表参照．

診断・治療のポイント

消化器症状の評価

　口腔内症状や腹痛・悪心は主観的な症状であり，定量的な評価が難しい．また，数時間後に出現した軽度の下痢などは判断に迷うことも多い．このようなときには，自宅での反復摂取や再度の負荷試験を行い，再現性を確認する．年長児では心因反応との鑑別が必要な場合もあり，プラセボを使用した盲検法での負荷試験も考慮する．

初発症状としての口腔・咽頭違和感

　食物経口負荷試験において，口腔や咽頭の違和感を初発症状として認めることはしばしば経験される．こうした口腔内症状は，全身のアレルギーの初期症状の場合と，一時的な症状に終わる場合とがある．前者では負荷試験の判定は陽性，後者では判定保留～陰性となるが，初期の段階で両者を鑑別することは難しい．負荷試験でこうした症状がみられた場合には，重篤な反応に注意しながら，観察時間を延長するなど慎重な対応が求められる．

鶏卵アレルギーにおける消化器症状

　消化器症状の発現率は食品によって異なる．牛乳・小麦に比べ，鶏卵では消化器症状の出現率が高い[1,2]．また，今回のケースのように，消化器症状が主体で蕁麻疹を認めない鶏卵アレルギーの報告もある[3]．
　消化器症状を主体とする食物アレルギー（以下，消化管アレルギーという）は，IgE抗体依存性の反応，非IgE抗体依存性の反応，あるいは両者が関与した病態が考えられる．海外や日本でさまざまな分類がなされているが，まだ十分に整理されていない．
　消化管アレルギーという側面からみた，鶏卵アレルギーの消化器症状についても，今後の情報のさらなる集積と検証が待たれる．

患者支援のポイント

消化器症状への対応

　消化器症状は，口腔や咽頭の違和感・腹痛・悪心といった主観的な症状も多い．そのため，周囲からはすぐに症状を理解しにくく，患児や保護者は不安や戸惑いを生じやすい．医療者も客観的な判断に迷う場合があり，負荷試験では，軽度の症状や主観的症状のみの場合，慎重に負荷を継続することもある．その際には，患児の苦痛や不安に十分配慮し，明らかな症状がみられた場合には速やかに対処する．同時に，どのくらいの摂取量で，どのような症状が出て，どのように軽快したかを患児や保護者と一緒に確認する．園・学校にも症状や対応を周知し，誤食などで症状が誘発されたときに適切に対応できるようにする．

食事指導

　重篤な症状が出ない患児でも，口腔や咽頭の違和感などのために摂取困難を訴えることがあ

表　検査所見

年齢	10か月	4歳0か月	5歳7か月	6歳10か月
非特異的IgE (IU/mL)	107	130	160	135
特異的IgE 卵白 (U_A/mL)	57.1	29.7	9.3	6.2
特異的IgE オボムコイド (U_A/mL)	25.3	22.4	5.2	3.0
特異的IgE 牛乳 (U_A/mL)	2.4	6.1	3.4	3.8

る．こうした症状は摂取直後より，また少量でも出現することがあり，対応に苦慮する．

軽度の口腔内症状のみであれば，負荷試験などで安全性をよく確認したうえで，摂取を継続させることもある．摂取をくり返すうちに症状が軽減したり，加工品の利用や調理形態の工夫で症状が軽減する場合もある．年長児では，長らく除去してきた食物への嫌悪感や不安もあるので，患児や保護者の気持ちに寄り添いながら，安心・安全な摂取可能量を探っていく．患児の"摂取したい"と思う気持ちを引き出すような指導を心がけたい．

● 文　献 ●

1) 伊藤浩明, 他：アレルギー **57**：1043-1052, 2008
2) Ahrens B, et al.：*J Allegy Clin Immunol* **130**：549-551, 2012
3) 伊藤靖典, 他：日小ア誌 **29**：270-277, 2015

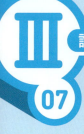

III 診断に工夫を要した症例・難渋した症例

CASE 07 ダブルブラインド法による食物経口負荷試験の有用例

▶齋藤真理　菊池　豊　芳賀赤十字病院小児科

click

→ 軽度の食物アレルギー症状と主観的症状の区別は困難である.

→ 正確な食物アレルギーの診断には，心理的要因の影響がないダブルブラインド食物経口負荷試験が gold standard である.

8歳10か月　男児

●喉頭違和感などの軽度アレルギー症状にはダブルブラインド法が有用である

- **主　訴**：ダブルブラインド食物経口負荷試験を希望して来院.
- **現病歴**：生後7か月，アトピー性皮膚炎のため近医でアレルギー検査施行. 牛乳と卵白，オボムコイド，小麦の特異的 IgE 陽性で除去食指導. 5歳時，卵と小麦の制限解除. 牛乳経口負荷試験は，計7mL 摂取後に喉頭違和感が出現し除去継続. 8歳9か月，5歳時の牛乳経口負荷試験が，主観的症状主体で判定困難であったため，上記を主訴に当科に紹介され受診した.
- **初診時所見**：体格良，皮膚所見なし.
- **検査所見**：白血球 7,000/μL，好酸球比率 10.0 %，牛乳特異的 IgE 7.84 U/mL（class 3）.
- **初診時対応**：本人と保護者に試験希望を再確認した. 本人は，クラスメイトと同じ給食を食べるために負荷試験を受けたいが，一方で，誤食時のアレルギー症状が不快だったので，牛乳摂取は怖いという意見だった. そこで，本人と保護者，医師，栄養士で検討し，風味や見た目が分からないように味や色の濃いカレーに混ぜて，負荷量は風味や見た目が損なわれない範囲の 100 mL とし，ダブルブラインド食物経口負荷試験を予定した.
- **経　過**：プラセボのカレーは，摂取して症状なし. 牛乳 100 mL を含むカレーは，1/16 摂取後に軽度の喉頭違和感を訴えたが数分で消失し，症状再燃なく全量摂取（図）. その後もアレルギー症状なく，試験結果は陰性と判断した. 自宅でもほかの食材に混ぜて牛乳 100 mL を複数回摂取し，アレルギー症状なし. 再診察時は，保護者が本人に牛乳を混ぜた食品を複数回摂ったことをすでに伝え，本人の牛乳摂取に対する不安は消失していた. 自宅摂取の結果を踏まえ，学校給食は牛乳 100 mL まで摂取可能とし，毎回提供される牛乳 200 mL を除いて，おおむねクラスメイトと同じものを食べられるようになり，本人の希望がかなった.

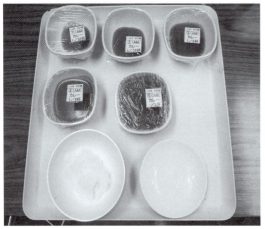 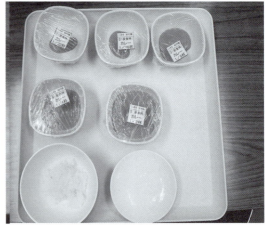

図　負荷食材の見た目
左側はプラセボ食品のカレー．右側は実食品の牛乳 100 mL を含むカレー．実食品のほうが色味がやや薄く，とろみがある．

診断・治療のポイント

　食物アレルギーの診断は，ダブルブラインド食物経口負荷試験が gold standard だが，検査が煩雑で，結果判定に時間がかかるため，オープン法を用いる場合が多い．ダブルブラインド法は施設によって方法が異なるが，おおむね原因抗原が含まれた実食品とプラセボ食品を 48 時間以上あけて摂取し，最終摂取終了後 24 時間以内の症状出現で判定することが多い[1,2]．

- 食物経口負荷試験に心理的要因の影響が懸念される症例では，試験を受ける強い動機づけや，本人が怖がらないで摂取できるような食材加工，ブラインド法の選択などが，食物アレルギーの正確な評価のために必要である．
- 標準化されたダブルブラインド食物経口負荷試験方法がないため，以前出現したアレルギー症状の重症度や出現するタイミング，摂取した食材量などを参考に，初回摂取量や増量方法を個別に検討する必要がある．
- 原因食材を加工する場合は，風味や見た目で判別できないように味や色の濃い食材を用いて，風味や見た目が損なわれない範囲の量を使用するのがよい．

患者支援のポイント

- 本人の食物経口負荷試験に対する不安が強い場合，経口負荷試験を受けることで得られる利点を詳細に説明すると，本人の不安が軽減されることがある．
- 経口負荷試験で得られる利点として，友人と同じものが食べられる，給食が食べられる，市販のものが食べられるなどがある．
- 食物経口負荷試験が陰性であっても，経口負荷試験直後に保護者が家庭で原因食材を提供する場合は，本人の心理的要因が影響しないように原因食材を加工すると，より正確な食物アレルギーの判断ができる．
- 保護者には，食物経口負荷試験が陰性でも，原因食材量を増量するとアレルギー症状が出現する false negative 例が存在することを説明し，家庭で原因食材を摂取する際に反復して出現する症状があれば，速やかに医療者に報告するよう伝えておく[3]．

● 文　献 ●
1) Sampson HA, et al.：*J Allergy Clin Immunol* **130**：1260-1274, 2012
2) Bindslev-Jensen C：*Allergy* **56**(Suppl 67)：75-77, 2001
3) Caffarelli C, Petroccioneet T：*Lancet* **358**：1871-1872, 2001

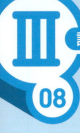

III 診断に工夫を要した症例・難渋した症例

CASE 08 シングルブラインド法による食物経口負荷試験の有用例

▶ 福田典正　グリムこどもとアレルギーのクリニック

- 食物経口負荷試験の gold standard はダブルブラインド法（double blind placebo-controlled food challenges：DBPCFC）であり，主観的な症状の除外も可能となる．一方，栄養士などの確保が容易ではない場合，クリニックで実施することは困難を伴う．
- 小学校（特に中学年）以上の学童生徒では，食物アレルギーとして心因反応の関与が疑われる主観的な症状のみを訴える場合が少なくない．そのような症例にはオープン法では心因反応の除外が容易ではない．
- 被験者に負荷内容を教えないシングルブラインド法（single blind food challenges：SBFC）を複数回施行することによって，クリニックの外来でも DBPCFC に近い心因反応の関与を検討することが可能になった症例を紹介する．

CASE 08

9歳2か月　男児

●食物摂取拒否のある児の食物負荷試験をシングルブラインド試験に変更し実施した事例

- **家族歴**：兄（12歳）；気管支喘息，ADHD，睡眠障害．
- **主訴**：乳児期に卵（加熱卵・非加熱卵とも）摂取し，蕁麻疹，嘔吐の出現．
- **現病歴・既往歴・基礎疾患**：生後6か月で初回喘鳴があり，近医にて外来加療を症状があるときに受けていた．生後7か月で加熱卵をおかゆとともに少量摂取して，全身蕁麻疹と嘔吐が生じ，近医受診．特異的IgE（RAST）検査を施行され，卵白5.76 U_A/mL，卵黄2.34 U_A/mL．オボムコイド検査なし．以降鶏卵の完全除去を指示され，再検査の指示なし．1歳7か月時に気管支喘息発作の反復と食物アレルギーの加療目的で当院を受診した．
- **初診時所見・身体所見・検査所見・初診時対応**：初診時気管支喘息中発作があり，重症度の評価で中等症持続型が考慮されたため，ロイコトリエン受容体拮抗薬とブデソニド吸入懸濁液の定時吸入を開始し，気管支喘息は改善した．食物アレルギーは初診時総IgE 153 IU/mL．特異的IgE（RAST）卵白8.93 U_A/mL，オボムコイド9.05 U_A/mL，卵黄3.37 U_A/mL．牛乳<0.34 U_A/mL，小麦<0.34 U_A/mL．兄の食べ残しの菓子パン（メロンパンの表面の部分）を摂取し，全身の蕁麻疹を呈するエピソードがあった．

▣ **シングルブラインド試験までの経緯とシングルブラインド試験の実際**：その後，鶏卵の採血を半年ごとに施行し，7 歳 5 か月時の検査で卵白 3.12 U_A/mL，オボムコイド 2.36 U_A/mL まで低下．加熱卵の食物経口負荷試験をオープン法で施行し，口腔内の軽度違和感のみで客観的な症状の発現なく加熱卵制限解除．8 歳 2 か月時の検査で卵白 2.41 U_A/mL となり，非加熱卵の食物経口負荷試験をキユーピー研究所製の非加熱乾燥卵白を用い，日常摂取しているジャムと混和して施行した．経口負荷試験開始後 10 分経過時点から口腔内の違和感を強く訴え，35 分経過頃から悪心が出現し，摂取量は予定の 1/3 で終了．バイタルサインの変動や客観的症状は 3 時間の経過観察中出現しなかった．8 歳 4 か月時に再度オープン法で経口負荷試験を行う（非加熱乾燥卵白を常食しているヨーグルトと混和して摂取）も同様の症状が出現した．2 回目は 1 時間 10 分後から軽度の腹痛も出現し，気分不快を訴えたがバイタルサインや客観的症状は出現しなかった．

8 歳 8 か月時に採血検査施行し，卵白 1.75 U_A/mL，オボムコイド 1.06 U_A/mL．保護者と事前に面談し，過去 2 回の経口食物負荷試験の結果は心因反応の可能性が除外できないことを説明して入院による DBPCFC という選択肢を説明したが，入院検査に難色を示したため，SBFC を 2 回外来で施行する方法を説明し同意を得た．初回の SBFC は常食するヨーグルトに乳酸菌製剤を非加熱乾燥卵白と同量混和し摂取させた．摂取後 5 分頃から口腔内違和感を訴え，15 分で悪心，45 分頃から腹痛を訴えたがバイタルの変化や客観的症状は出現しなかった．2 日後に 2 回目の SBFC を同一のヨーグルトに非加熱乾燥卵白を混和して施行．26 分後に口腔内違和感，35 分頃から悪心と腹痛を訴えるも 2 時間で自然軽快した．

2 回目の SBFC から 2 日後の再診の際，食物負荷試験の理由を患児に重ねて説明し，症状が本人の非ではないことも改めて説明し，本人の納得を得た．同日で非加熱卵の制限を解除し，以降，非加熱卵摂取時の口腔内違和感・悪心などの主観的症状は一切みられていない．

診断・治療のポイント

- 主観的な症状のみかどうかは，慎重な経過観察が不可欠である．
- 食物負荷試験で心因反応を疑う症例には SBFC も有用であり，検査の実施のためには保護者への十分な説明と理解が極めて重要である．

患者支援のポイント

- 主観的症状のみの患者の発言を否定的に対応したり，患者の症状に疑問を挟むような言動は慎み，症状を表現せざるを得ない心の内面に寄り添うことを心がける．
- 異常が出なかった際の患児への説明には，患児に寄り添うような前向きの言葉を選び，今後の対象食品摂取に不安が少なくなるように医師のみならず，看護師や PAE，場合によっては栄養士などからも継続的に声かけをすることが重要である．
- 制限解除後も家族から情報収集を継続し，本人の摂取状態を確認しながら必要に応じて再度医師や PAE と情報交換や交流を継続させて，不安や問題点が生じていないかのフォローアップが重要である．

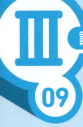

III-09 診断に工夫を要した症例・難渋した症例

CASE アナフィラキシーと鑑別を要した頻拍発作例

▶石井とも　国立病院機構栃木医療センター小児科

click

- アレルゲンへの曝露後に急速な血圧低下を伴う場合，皮膚症状・呼吸器症状・消化器症状を伴わなくても臨床経過より，アナフィラキシーと診断できる．
- 食物アレルギーによるアナフィラキシーと判断していた症例において，皮膚プリックテストや食物経口負荷試験では陽性反応を認めず，あとに頻拍発作と判明した．
- 食物アレルギーによるアナフィラキシーと診断する場合，鑑別として気管支喘息発作・神経学的疾患・心血管疾患・心身症など様々な鑑別疾患の除外を忘れてはならない．

CASE 09

12歳4か月　男子

●アナフィラキシー様の症状の原因が心原性であった症例

- **家族歴**：父；不整脈（詳細不明，内服なし）．
- **主　訴**：食物摂取に伴う口腔内違和感と発作的な冷汗，動悸，呼吸困難．
- **現病歴**：2か月半前に鶏の唐揚げ，稲荷寿司を摂取後に口腔内瘙痒感，動悸，手足のしびれ，冷汗が出現．他院で過換気症候群と診断された．2か月後に麻婆豆腐，鰆，タマネギの味噌汁，肉じゃが，ゼリーを摂取後に同様の症状が出現．2週間後にカップ焼きそば，豚の生姜焼き，鶏そぼろを摂取して10〜20分後に胸痛，手足冷感，咳嗽と下痢が出現．救急搬送先で血圧78/29 mmHgと低下を認められ，アドレナリン筋注後に症状は改善した．精査目的で当院を紹介され受診した．
- **既往歴**：乳幼児期よりアトピー性皮膚炎，2歳より気管支喘息と診断．9歳頃から食物摂取に伴う口腔内違和感を訴えるようになった．
- **初診時所見・身体所見・検査所見・初診時対応**：口内炎があり，全身の皮膚に湿疹と掻破痕あり，関節屈側に皮膚苔癬化を伴っていた．初診時血液検査では総IgE 6,925 IU/mL，ハンノキとシラカンバ特異的IgE 100 U$_A$/mL以上（FEIA法），トマト，オレンジ，タマネギ，ゴマ，アーモンド，キウイ，グレープフルーツ特異的IgEですべてclass 2〜3と多抗原陽性であった．
- **処　方**：エピナスチン塩酸塩20 mg連日内服とした．

▫ **経　過**：皮膚プリックテストを行ったが，結果はすべて陰性であった．本人や家族の判断で複数の食品を除去していたため，食物経口負荷試験を行ったがすべて陰性であった．その後も「発作」を2週間に一度くり返すうちに，心原性の発作を疑った．

診断・治療のポイント

- この症例では9歳頃からリンゴ，オレンジ，タマネギなどに対する口腔アレルギー症候群（oral allergy syndrome：OAS）症状を訴えていた．初診時にリンゴ，オレンジ，タマネギに加え自己判断でゴマ，大豆製品，醤油まで除去していたため，まずは食物アレルギーの確定診断が必要であると判断した．ポカリスエット®，焼肉のたれ，醤油，めんつゆ，豆腐，タマネギ，グレープフルーツ，みかん，リンゴ，鶏のから揚げを用いて皮膚プリックテストを行ったが即時反応はすべて陰性であった．さらにタマネギ，豆腐，カップ焼きそばの食物経口負荷試験をオープン法で行ったが，すべて陰性であった．

- 抗ヒスタミン薬連日内服を開始後，食物摂取に伴う口腔内違和感の訴えは改善した．しかし，2週間に一度の頻度でおもに食後の「動悸や冷汗を伴う発作」をくり返し，次第に発作中は「心臓が止まるような感じがする」「心拍数が早くなって数えられなくなる」と観察されるようになり，食物アレルギーにしては共通する原因抗原が特定できないこと，皮膚症状を認めないことから心原性の可能性を考えた．他院に紹介受診し，発作時に頻拍発作を確認された．発作時心電図(図1，2)を示す．電気生理検査で，潜在性WPW症候

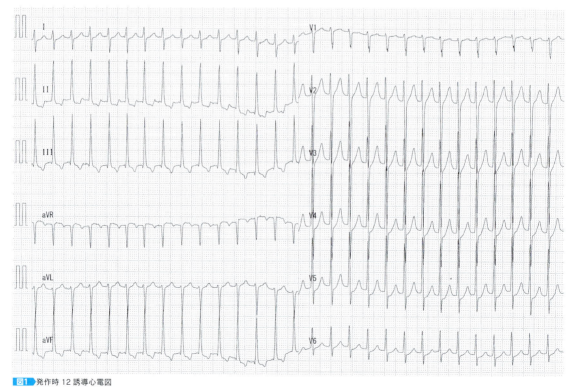

図1　発作時12誘導心電図
（済生会宇都宮病院小児科　高橋努先生のご厚意による）

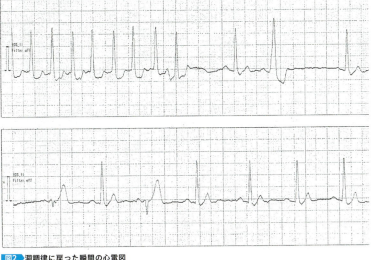

図2 洞調律に戻った瞬間の心電図
(済生会宇都宮病院小児科 高橋努先生のご厚意による)

群による房室回帰頻拍と確定診断された．抗不整脈薬内服加療の開始後も頻拍発作をくり返したため3か月後にカテーテルアブレーション治療を受け，頻拍発作は治癒した．

- この症例では初診時にアナフィラキシーを疑い，緊急時用にエピペン®を処方した．しかし，心原性であると疑った時点でエピペン®投与は頻拍を増悪させる危険性があることを説明し，投与しないよう指導した．アドレナリン投与は房室回帰頻拍を誘発あるいは増悪させる可能性があり，エピペン®処方時に心疾患の除外が望ましい．
- アナフィラキシーの診断基準より，アレルゲン曝露後に急速な血圧低下を伴う場合は皮膚症状，呼吸器症状，消化器症状を伴わなくてもアナフィラキシーと診断できる．しかし，食物アレルギー即時症状の9割に皮膚症状を伴うことから，皮膚症状を伴わない場合は特に鑑別疾患の可能性について検討する必要がある．
- 食物経口負荷試験を行うことで，回避されていた食品を解除し，食物アレルギーが否定的であると確認できた．

患者支援のポイント

- OASはアナフィラキシーを合併する可能性があり，学校給食において安全性を重視して食品の除去を考慮する必要がある．主観症状のみ訴える場合，ブラインドでの食物経口負荷試験を考慮すべきである．

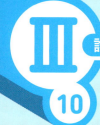

診断に工夫を要した症例・難渋した症例

CASE 10

パニック発作と診断されていた リンゴによる花粉－食物アレルギー症候群例

▶山田裕美　やまだ胃腸内科小児科クリニック

click

- アナフィラキシーと鑑別を要する疾患にパニック発作があげられ，詳細な病歴聴取が重要である．
- 花粉－食物アレルギー症候群(pollen-food allergy syndrome：PFAS)の診断には野菜・果物を用いるプリック−プリックテストが有用である．

CASE 10

14歳10か月　女子

●パニック発作と診断されていたリンゴによるPFAS例

- **家族歴**：特記事項なし．
- **主　訴**：軽度の胸痛，息苦しさ，咽喉頭違和感，紅斑．
- **既往歴**：花粉症の自覚症状および診断既往なし，ホコリの吸入時に鼻炎症状出現の既往あり．
- **現病歴**：夕食(米飯，納豆，トンカツ，ポテトフライ，キュウリ，リンゴ)摂取20分後に咽喉頭違和感，数分おきの軽い胸痛と息苦しさ，両側眼球周囲の軽度紅斑が出現し，近医を受診した．受診時，顔色良好，バイタルや呼吸音に異常なく，胸部X線写真や心電図検査に異常所見なし．2時間の経過観察後には上記症状が消失したため，パニック発作と診断され帰宅した．初回のエピソードだが，保護者の食物アレルギーへの不安もあり，翌日に当院を受診した．当院ではPFASによるアナフィラキシーを疑い，詳細な問診と以下の検査を実施した．
- **検査所見**：総IgE 40.0 IU/mL．特異的IgE抗体価(RAST) (class)：スギ(3)，カモガヤ(0)，ブタクサ(0)，シラカンバ(3)，ハンノキ(3)，ヤケヒョウヒダニ(3)，ハウスダスト(3)，小麦・ω-5グリアジン・大豆・Glym4・豚肉・ジャガイモ・リンゴ以上すべて(0)．prick to prickテスト：生食1.1×1.0(mm)，納豆1.0×1.0(mm)，キュウリ1.0×1.0(mm)，リンゴ4.0×4.5(mm)．
- **経　過**：リンゴによるPFASと診断し，リンゴの除去とともに花粉症治療も並行し，その後同様症状の再発は認めていない．

診断・治療のポイント

- アナフィラキシーの症状に類似し鑑別が必要な疾患の1つに，パニック発作があげられる．本例では，年齢や性別の考慮，さらに著明な皮膚症状や喘鳴，バイタルの変化などがなく，数時間で種々の症状が消失したことでパニック発作と診断されていた．しかし，軽微ではあるが食後即時の急速な上下気道症状の出現にて，口腔アレルギー症候群(oral allergy syndrome：OAS)や，アナフィラキシーの病態は十分に考慮しなければならない．
- PFASは，花粉との交差反応性により新鮮な果物や野菜を摂取した際に生じるアレルギー反応である(概要についてはp.6「疾患概要2」参照)．本例は，花粉症の自覚症状および診断既往はなかったが，シラカンバ・ハンノキのカバノキ科の花粉感作は成立していた．したがって，感作抗原と類似構造であるPR(pathogenesis-related)蛋白を発現するバラ科果物(リンゴ)が，本例の発症抗原として絞ることができた．診断の手段として，一般の小規模医療機関では詳細なアレルゲンコンポーネントを測定することができない．したがって本例のPFASの診断には，詳細な病歴聴取，粗抗原による特異的IgE抗体測定と，新鮮な野菜や果物を用いたプリック-プリックテストの組合せが有用だった．
- 治療方針は，①リンゴの除去(特に非加熱)，②花粉症の治療，③同科の食品であっても，症状が出現しない食品を除去する必要はないことを伝えるが，新たな果物や野菜によって症状が出現する可能性もあり，④症状出現時に使用する抗ヒスタミン薬の携帯も指導しておく必要がある．

患者支援のポイント

- 食事指導：加熱食品は摂取できることが多く，すべての果物・野菜を除去する必要はないことを話し，保護者や本人の不安感による過剰な除去対応にならないように注意を払う．必要時は，医療機関による経口負荷試験の実施を提案する．
- 学校での対応：「学校生活管理指導表」を軸に，給食での除去食対応や，誤食時や症状出現時の対応について保護者・学校・医療機関とで連携を図っておく．

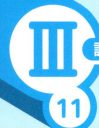

Ⅲ 診断に工夫を要した症例・難渋した症例

CASE 11
未摂取食物（クルミ）の食物経口負荷試験によるアナフィラキシー例

▶ 北原　望　国立病院機構栃木医療センター小児科

- ピーナッツ，ソバの特異的IgE抗体価の上昇を認めていたため，これらおよび木の実類を未摂取のまま除去とされていた．除去解除のために経口負荷試験を進めた結果，思わぬところでアナフィラキシーを発症した．
- 予測が難しい食物経口負荷試験に関しては，予測を行うために特異的IgE抗体検査などを行うことや，入院が可能な施設であれば入院管理下での食物経口負荷試験を考慮する．

CASE 11

7歳0か月　男児

●未摂取食物の経口負荷試験（アナフィラキシー発症例）

- **家族歴**：妹（5歳）；気管支喘息．母；アトピー性皮膚炎．
- **主　訴**：ピーナッツおよびソバアレルギー疑いのため経口負荷試験希望．
- **現病歴・既往歴・基礎疾患**：もともとピーナッツ，ソバ，木の実類は未摂取であった．2歳10か月時に気管支喘息発作で入院した際にソバの特異的IgE抗体価陽性を認められ，除去を継続とされていた．また，3歳9か月時にピーナッツ特異的IgE抗体価が陽性であり，ピーナッツの除去も継続とされていた．
- **初診時所見・身体所見・検査所見・初診時対応**：皮膚の状態は良好でその他特記なし．総IgE：1,220 IU/mL，ピーナッツ特異的IgE 8.72 U_A/mL（Ara h 2 は当時測定不可），ソバ特異的IgE 11.50 U_A/mL．食物経口負荷試験を実施していく方針とした．
- **経　緯**：未摂取の食物が多く，学校での食物アレルギーの対応相談のために小学校入学前の6歳4か月時に受診した．
- **処　方**：負荷試験後にアドレナリン自己注射薬（エピペン®），抗ヒスタミン薬を処方した．
- **経　過**：6歳7か月時にゆでソバ50 gの経口負荷試験を入院で行い陰性を確認した．その後，外来で徐々に増量し摂取をくり返してもアレルギー症状を認めず，ソバの除去を解除した．6歳9か月時にピーナッツ3 gの経口負荷試験を入院で行い陰性を確認した．7歳0か月時にクルミ3 gの経口負荷試験を入院で行ったところ，摂取開始80分後より連続性の咳嗽が出現し，摂取開始90分後に全身性の蕁麻疹が出現した．クルミによるアナフィラキシーと診断した．

診断・治療のポイント

- ピーナッツ・ソバはアレルギー症状が重篤であるがために，臨床の場において摂取したことがなくても，特異的IgE抗体価の上昇があると除去とされる場合がある．また，ピーナッツ除去の場合にピーナッツ（豆類）と木の実類・種実類は関連が強いと勘違いし，木の実類・種実類も同時に除去としてしまうケースは少なくない．しかし，実際は一部を除いて，豆類・木の実類・種実類の交差抗原性の可能性は低く，各抗原別にそれぞれ診断していくことが一般的である．
- 本症例では，未摂取の食品に対して1つ1つ経口負荷試験を行っていく方針とした．特異的IgE抗体価の上昇が認められたソバとピーナッツは経口負荷試験陰性で，アレルギーではないことが確認できた．しかし，その他の木の実類に関しては未摂取での除去であり，事前に木の実類の1つ1つの特異的IgE抗体検査を実施せずに経口負荷試験を行ったところ，症状が出現する結果となった．
- 本症例のように特異的IgE抗体価で上昇があってもアレルギーではない場合は多く，かつ特異的IgE抗体価の値によりアレルギー反応の重症度を予測することは困難であることから，未摂取除去の場合は特異的IgE検査を行わず少量から摂取していくこともある．しかし，今回のようにアナフィラキシーに至ることもあり，未摂取除去に対する経口負荷試験を行う場合でも緊急対応が可能な体制の整った医療機関での食物経口負荷試験を検討する必要があると考えられた．
- 未摂取除去の場合も，参考として特異的IgE検査を実施することや食物経口負荷試験のリスクをしっかりと説明し，本人や家族の理解を得たうえで医療機関での食物経口負荷試験を考慮しなければならない．

患者支援のポイント

- 食物経口負荷試験は，強いアレルギー症状が予測される場合，緊急対応が可能な体制が整った環境下で行われるべきである．今回のケースは保護者の負荷試験に対する不安が強く，不安を少しでも軽減したいという考えが入院での負荷試験を選択した第一の理由であった．
- しかし，結果的には負荷試験でアナフィラキシーを発症し，入院での負荷試験であったため速やかに対応することができた．未摂取除去の解除のための負荷試験についてもその安全性に関しては十分検討する必要があると考えられた．
- さらに今回のケースでは，負荷試験後にエピペン®を処方し，練習用エピペン®を用いたデモンストレーションを行うことで適正使用についての理解を得た．また，学校でのアナフィラキシー対応について保護者に説明し，学校側と連携が取れるように学校生活管理指導表に記載した．
- 食物経口負荷試験で症状が誘発された場合，保護者の不安がより一層強くなるケースも少なくない．そのため，さらなる過剰な除去へとつながらないように適切な対応を指導し，経口負荷試験が陰性であった食物は，特異的IgE抗体が陽性であっても除去が不要であるということ，また，未摂取であるその他の木の実類は，引き続き経口負荷試験で1つずつ確認していくことを伝えた．

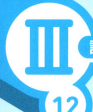

III 診断に工夫を要した症例・難渋した症例

CASE 12 初回摂取（ピーナッツ）による重症アナフィラキシーの幼児例

▶西田光宏　浜松医療センター小児科

- 症例は，初めてのピーナッツ摂取後に意識障害と全身チアノーゼをきたすアナフィラキシーショックを発症した．血管性浮腫や喘鳴を認めず，低換気状態であった．
- 気道の確保と，輸液，酸素吸入，アドレナリン筋注，そしてステロイド静注などの治療を開始して10分ほどで意識状態とチアノーゼの改善を認めた．
- アレルゲンとなりやすい食品を初めて摂取する場合は，血液検査結果やプリックテストなどを参考に慎重に摂取を進める必要がある．

3歳5か月　男児

●初回ピーナッツ摂取による重症アナフィラキシー

- **主　訴**：意識障害とチアノーゼ．
- **既往歴・基礎疾患**：生後5か月時にアトピー性皮膚炎と診断し，その後卵白アレルギーと牛乳アレルギーが関与していることが判明した．3歳時点で，加熱卵白5g程度と牛乳10mL程度までは摂取可能であった．また，2歳時に気管支喘息と診断し，ロイコトリエン受容体拮抗薬と吸入ステロイド薬で長期管理中である．
- **現病歴**：病院の待合室で，生まれて初めてピーナッツを食べている際に，咳をしながら胸痛を訴え元気がなくなってきた．ピーナッツ摂取から30分後に意識障害と全身チアノーゼをきたした．
- **現症・治療・経過**：意識レベルは呼びかけで開眼するも止めると閉眼状態となる．3-3-9度式で10〜20であった．蕁麻疹と血管性浮腫は認めない．心拍は150拍前後と増加し，呼吸音は喉頭部狭窄音や呼気性喘鳴もなく，また左右差もなく減弱していないが，呼吸回数が減少し（正確な分時呼吸数は不明），低換気状態であった．酸素5L/分を投与しても動脈血酸素飽和度（SpO$_2$）は65%前後と著明に低下していたが，啼泣で90%まで上昇した．血圧は80/35mmHgと軽度低下していた．
　輸液開始後即座にアドレナリン（0.1%，0.015mg/kg）の筋注とヒドロコルチゾン100mgの静注を行った．耳鼻科医が施行したファイバースコープによる気道観察では，気管支分岐部までは浮腫による気道狭窄やピーナッツを認めなかった．この時点での動脈血ガス分析はpH 7.234，PaO$_2$ 45.3 torr，PaCO$_2$ 56.4 torr，BE －6.1 mmolであった．治療開始から10

分ほどして，SpO₂ が 90 %前後まで上昇し，活発で持続的な四肢の動きや啼泣そして「痛い，嫌だ」などの発語を認めるなど意識障害の改善を認めるようになった．60 分後には，意識レベルは，母親の話しかけに答えるまで回復した．血液ガスは pH 7.43，PaO_2 127.3 torr，$PaCO_2$ 31.6 torr，BE − 1.4 mmol まで改善し，来院時には認めなかった蕁麻疹が下肢に出現し始めた．

入院時のピーナッツ特異的 IgE は 14.8 U_A/mL，class3 であり，今回のエピソードはピーナッツによる重症アナフィラキシーと診断した．

診断・治療のポイント

- この症例は，生まれて初めてピーナッツを摂取してから 30 分間に血管性浮腫や喘鳴，陥没呼吸などの呼吸困難を伴わずに急速に意識障害と全身チアノーゼをきたした．ピーナッツによるアレルギー症状の中で，ショックは 6 %と報告され，摂取から平均 30 分で心拍呼吸停止になるとされている．アナフィラキシーで死亡した症例の肉眼的剖検所見では 50 %の症例で喉頭浮腫などの致死的原因は認めず，急激なショックの進行が死亡原因であると推定している[1]．

- 診察時には，血管性浮腫を認めず即座にアナフィラキシーと診断することは困難であった．ピーナッツによる気道異物との鑑別が必要であったが，初期治療として，輸液に加えてアドレナリン筋注，ステロイド静注，酸素吸入と下顎挙上による気道確保などの治療を行い，開始から 10 分後には意識障害と SpO₂ の改善を認めた．また，気道異物による窒息を鑑別するために耳鼻科医に依頼した気管支分岐部までの気道観察が鑑別に有用であった．ピーナッツ摂取後に急変した症例には，アナフィラキシーを想定した治療と，異物の鑑別と呼吸循環管理のために耳鼻科医や麻酔医などとの連携が重要である．

- ピーナッツによるアナフィラキシーと診断した根拠は，特異的 IgE が class3 と陽性であった，意識回復後に血管浮腫が出現した，気道異物が否定的であった，などである．ピーナッツは数 mg の微量でも症状が出現することがあり，負荷試験でもアナフィラキシーを起こす危険性を考えると，Ara h 2 などのコンポーネント診断の進歩が望まれる．

患者支援のポイント

- 本症例は，未診断の初回ピーナッツ摂取時の重症アナフィラキシーであった．今後もアレルゲンとなりやすい食品を初めて摂取する場合は，血液検査結果やプリックテストなどを参考に慎重に摂取を進める必要がある．

- 今後の誤摂取の予防と誤摂取時のアドレナリン自己注射薬（エピペン®）を含めた対応をしっかり指導しておく必要がある．

● 文　献 ●

1) Pumphrey RSH, et al.：*J Clin Pathol* **53**：273-276, 2000

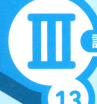

III 診断に工夫を要した症例・難渋した症例

CASE 13 複数食物（ニンジン，ホウレンソウ）同時摂取による食物依存性運動誘発アナフィラキシー例

▶ 山口禎夫　国立病院機構栃木医療センター臨床研究部　感染アレルギー科

- 食物依存性運動誘発アナフィラキシー（food-dependent exercise-induced anaphylaxis：FDEIA）は，原因食物を摂取後に運動を行ったときにアナフィラキシーを起こす疾患であるが，原因食物を摂取しても運動しなければ発症しない．
- FDEIA は，小麦，甲殻類（エビ・カニ），果物などの単独摂取が原因となる例が多いが，本例のように複数食物の同時摂取が原因となる例もある．修飾因子の影響に左右されるため，食物・運動負荷による誘発試験での再現性が低い場合もあり，診断に苦慮する．

CASE 13

10歳11か月　男児

●くり返す FDEIA のエピソード（原因食物が複数であったため，診断に苦慮した例）

- **家族歴**：父母ともに通年性アレルギー性鼻炎．
- **主訴**：眼瞼浮腫と呼吸困難．
- **既往歴**：季節性のアレルギー性鼻炎．
- **現病歴**：10歳6か月時＜X年11月＞，給食後に外で遊んでいた際＜食事摂取後30分程度＞，瘙痒を伴う眼瞼浮腫と喉頭の違和感を認めたが，翌日には自然軽快していた．

10歳10か月時＜X＋1年2月＞，同様に給食後外で遊んでいた際に，顔面浮腫（特に眼瞼）を認め，当院を受診し抗アレルギー薬フェキソフェナジン（アレグラ®）内服にて数日軽快した．給食で摂取した食材のアレルギー血液検査（表1）を施行し，特異的 IgE（RAST）でニンジンが class2 とホウレンソウが class1 の感作（小麦と大豆の特異的 IgE（MAST26）は class0 と 1/0）を認め，プリックテストでは，小麦と枝豆に4mm と5mm の膨疹（陽性コントロール 6mm）を認めたため判定 1+とした．当院で小麦，大豆の運動負荷試験は陰性を確認し，その時点では，過去2回のエピソードの共通食材であるニンジンによる FDEIA と診断し，以降は給食でニンジンのみを除去とし，食後の運動制限は行わなかった．

10歳11か月時＜X＋1年4月＞，給食でゆでホウレンソウとハヤシライスを摂取し，食後10分後よりサッカーで30分遊んでいたところ，眼瞼浮腫とともに喉頭部の絞扼感，咳嗽が徐々に悪化し，当院を受診しアドレナリン吸入，抗アレルギー薬ケトチフェン（ザジテン®）とステロイド（デキサメタゾン）内服にて翌日には症状は消失した．後日，ハヤシライスに煮込んだニンジン

が含有していることが判明し，ニンジンとホウレンソウおよびコマツナの複数食材同時摂取によるFDEIAと診断した．

表1 アレルギー関連の血液検査データ（X＋1年2月）

WBC	5,500/μL（Eo 2.1％）
総IgE	91.8 IU/mL
特異的IgE（MAST26）＜LC＞	class3 花粉（スギ＜29.9＞，オオアワガエリ＜39.6＞，ハルガヤ＜29.1＞，ヨモギ＜59.9＞） class1/0 ネコ上皮＜3.55＞，大豆＜1.10＞
特異的IgE（RAST）＜U_A/mL＞	class3 シラカンバ＜6.85＞，ハンノキ＜6.16＞ class2 ニンジン＜0.77＞ class1 ホウレンソウ＜0.40＞ class0 小麦，トマト，オレンジ，タマネギ，ゴマ，ニンニク＜すべて0.34以下＞

表2 FDEIA発症に関与する修飾因子

- 運動：負荷量，種類，食後からの時間
- 食物：摂取量，種類，組合せ
- 体調：疲労，寝不足，感冒，ストレス
- 気象：気温（温暖，寒冷），高湿度
- 花粉：果物，野菜（pollen-food allergy syndrome：PFAS）
- 薬剤：解熱鎮痛剤（NSAIDs）
- 飲酒：アルコール
- 入浴

診断・治療のポイント

後日，10歳6か月時＜X年11月＞の給食の食材にニンジンとコマツナを摂取していたことが判明した．10歳10か月時＜X＋1年2月＞のときの給食はセルフビビンバ丼（ニンジンとホウレンソウとコマツナ）で，血液検査でニンジンとホウレンソウの感作が確認された（その給食で摂取した米，小麦＜ω-5グリアジンも含めて＞，大豆，トマト，オレンジ，ゴマ，タマネギ，ニンニクの感作はないことを確認）．ただし，小麦，大豆はプリックテストで弱陽性であったため，両食材でトレッドミルを用いて強度の運動負荷試験を施行するも結果は陰性で，共通食材であるニンジンとコマツナ（アブラナ科）であったが，コマツナの特異的IgE（RAST）は検査項目にはなかったため未検査であること，その時に測定したホウレンソウ（アカザ科）と同じ葉野菜であったが科が違うこと，ハンノキとシラカンバの感作がともにclass3で，それらの花粉と関連性が指摘されている食材がニンジンであったことから，花粉－食物アレルギー症候群（pollen-food allergy syndrome：PFAS）の修飾因子を考慮し，ニンジンのみを除去の方針とし，給食後の運動制限はなしで経過をみていた．ニンジンとホウレンソウもしくはコマツナの組合せの摂取がなければ，給食後の運動でアレルギー症状が誘発されたエピソードがないことを確認していたが，当時は学校に学校生活管理指導表（食物アレルギー指示書）の提出もなく，誤食による同時摂取で診断が確定した．

患者支援のポイント

- FDEIAは，特定の食物摂取後による運動がなければ発症しないため，運動しない条件であれば，あえて食物除去の必要性はない．
- FDEIA発症に関与する修飾因子（表2）を本人・保護者に説明し，理解して頂く．本例は，外での運動であったため，寒気により寒冷刺激やシラカンバ・ハンノキ花粉症との関連が報告されている食材の中にニンジンが含まれており，冬～春にかけて飛散する花粉症であるが，ハンノキが2～4月，シラカンバが4～5月がピークであるため，特にその季節は発症のリスクが相対的に高くなる可能性があることを説明する．

III 診断に工夫を要した症例・難渋した症例

CASE 14
釣ったサンマ摂取によるアニサキスアレルギー例

▶ 松原知代　荒川明里　獨協医科大学越谷病院小児科

- 釣ったサンマの刺身摂取によるアニサキスアレルギーを発症した8歳の男児例.
- サンマのアニサキス筋肉内寄生率は5％と低いが,釣ったあと速やかに内臓を取り除かなかったために筋肉内に多くいたことが推測された.
- 加熱加工や冷凍処理でも抗原性は不活化されないので要注意する.

8歳4か月　男児

●成人に多いが,小児でもアニサキスアレルギー発症例はある

- **家族歴**：父；サバアレルギー．兄；卵アレルギーの既往あり．
- **主　訴**：嘔吐，腹痛，蕁麻疹．
- **既往歴**：食物アレルギーなし，花粉症（スギ，ヒノキ）あり．
- **現病歴**：夕食（サンマの刺身，ごはん，モヤシ味噌汁，野菜サラダ）摂取．2時間後に就寝．4時間後に嘔吐と腹痛が出現し，救急車を要請した．4時間半後に近医救急外来を受診した．
- **現　症**：体温 36.9 ℃，心拍数 73 bpm，血圧 110/60 mmHg，SpO_2 88 ％（room air）
  意識清明，顔面紅斑，前額部と腹部を中心に膨疹，口唇腫脹，肺野に喘鳴聴取，腹部は平坦で軟，上腹部に圧痛あり．
- **検査所見**：一般検査異常なし．
- **治療および経過**：サンマによるアナフィラキシーと診断され，アドレナリン筋注，ヒドロコルチゾン静注，アドレナリン吸入で改善．翌日改善し帰宅．原因検索のため当科外来を受診した．従来魚好きで今まで何も症状がなかった．特異的IgE抗体，プリックテストおよび好塩基球試験を実施したが，魚特異的IgE抗体は検出されず，アニサキス特異的IgE抗体陽性でアニサキスアレルギーと診断した（表1）．

表1 アレルギー検査

血清総 IgE 値	1,260 U/mL	
特異的 IgE 抗体	アニサキス	70.3 U/mL
	サバ	＜0.10
	アジ	＜0.10
	イワシ	＜0.10
	カレイ	＜0.10
	タラ	＜0.10
	マグロ	＜0.10
	サケ	＜0.10
好塩基球活性化試験（国立病院機構三重病院にて施行）	マグロ	陰性
	タイ	陰性
	サンマ	陰性
皮膚テスト（プリックープリックテスト）	マグロ	陰性
	タイ	陰性
	サンマ（刺身）	陰性
	サンマ（加熱）	陰性

表2 アニサキスアレルギーを注意すべき魚介類

摂取注意	アニサキスが寄生する海産魚	タラ，マス，カツオ，サバ，ニシン，マアジ，スルメイカなど
	魚介加工品*	すり身，かまぼこ，塩辛，みりん干し，さつま揚げ，ちくわ，つみれなど
摂取可能	川魚	ヤマメ，イワナ，アユなど
	甲殻類	タコ，貝，カニ，エビ**，コウイカ，ヤリイカ
	養殖	海産魚，ウナギ
	マグロ	新鮮なもの***

*　内臓を除いた筋肉部分を用いて流水した魚肉練り製品は摂取可
**　Anis3 が陽性の場合はエビの摂取でおこることもあるので注意が必要である．
***　マグロは釣ってすぐ船上で内臓が除去されるため筋肉内寄生率が0％である．
（中川倫代，他：アニサキスアレルギー．MB Derma 229：83-92，2015を元に作成）

診断・治療のポイント

　サンマ刺身摂取によるアナフィラキシーだが，サンマそのものの魚アレルギーではなく，サンマに寄生していたアニサキスのアレルギーだった．摂取した食物でアレルゲンとなる可能性があったのはサンマだけであるが，正確な診断のためには，特異的 IgE 抗体の検出や経口負荷試験を行って確定診断する必要がある．それまでに魚を多く摂取していてアレルギー症状がなかった場合には，アニサキスアレルギーも念頭におく必要がある．

　アニサキスは魚の内臓に寄生しているが，魚の死後に温度が上昇すると内臓から筋肉内へ移動するため，新鮮な魚の内臓を早く除去することが必要である．食べたサンマは知人が釣ったものを翌日宅配便で届いてから刺身にしたものなので，アニサキスが筋肉内に多くいた可能性が高い．

患者支援のポイント

　アドレナリン自己注射薬（エピペン®）を常に携帯すべきである．加熱冷凍処理でもアレルゲンが不活化しないために，アニサキスアレルギーは加熱した魚の摂取や海産魚介加工品摂取でも発症する．素早く内臓を取り除いた魚でないと安全とはいえない．また，アニサキスの多い魚と安全な魚を示して，安全性の高い魚類の摂取を指導することが大切である（表2）[1]．

●文　献●
1) 中川倫代，他：アニサキスアレルギー．MB Derma 229：83-92，2015

Memo　アニサキスの生態

アニサキスは線虫に分類され，魚類やイカを中間宿主として，終宿主である海洋ほ乳類の胃内で成虫になり産卵する．海中で第Ⅱ期幼虫に成長し，オキアミの体内で第Ⅲ期幼虫に成長しそれを魚類・イカが摂取する．ヒトが摂取すると消化管アニサキス症やアニサキスアレルギーを発症する．日本では魚摂取が多いために，消化管アニサキス症の患者は多いが，アニサキスアレルギーは頻度が低い．

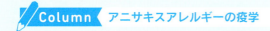

Column アニサキスアレルギーの疫学

松原知代　獨協医科大学越谷病院小児科
荒川明里　獨協医科大学越谷病院小児科

1960年代から，生きたアニサキス虫体が消化管に刺入し消化管アニサキス症を発症することが報告されていたが，アニサキスアレルギーが明らかになったのは1990年である．わが国での報告は数十例で，男性が女性の2倍，40〜60歳代に多い傾向があり，約70％でアナフィラキシー症状が出現する．アニサキスアレルゲンとして，Ani s 1〜12，トロポニンCが同定されている．日本人のアニサキスアレルギーの抗原感作率はAni s 7が100％，Ani s 2が73％，Ani s 1が67％，Ani s 3が31％と報告されている．検査会社で測定しているアニサキス特異的IgE抗体はAni s 1に対する抗体である．

III 診断に工夫を要した症例・難渋した症例

CASE 15 自宅調理のタコ焼きでアナフィラキシーとなったダニアレルギー親子例

▶松原知代　永井 爽　獨協医科大学越谷病院小児科

click

- 自宅で調理したタコ焼きによるダニ経口摂取によるアナフィラキシー(oral mite anaphylaxis：OMA) の親子例.
- 原因は室温保存していた古い小麦粉に混入していたダニの経口摂取による.

CASE 15

●タコ焼き摂取によるアナフィラキシーだが，原因は食物ではなくダニであった

❶ 8歳5か月　女児

- **家族歴**：アレルギー以外なし.
- **主　訴**：腹痛，口唇腫脹，息苦しさ.
- **既往歴**：ハウスダストアレルギー.
- **現病歴**：入院当日に自宅でタコ焼きを作って家族5人で食べた．タコ焼き3個を食べて10分後に腹痛出現，60分後に口唇の腫脹，喘鳴と肩呼吸に母が気づく，息苦しさが出現し，90分後に救急車を要請され130分後に病院に到着した.
- **現　症**：SpO$_2$ 94 % (room air)，血圧正常，意識清明，顔面発赤，全身蕁麻疹あり，胸部に喘鳴聴取.
- **検査所見**：好酸球 14.8 %と増加，血清総IgE 1,420 U/mLと高値，ダニ特異的IgE抗体高値がみられた.
- **治療および経過**：アナフィラキシーと診断し，アドレナリン筋注とプレドニン点滴静注施行し，症状消失．経過観察のために1日入院したが，遅発型反応なく退院した.

❷ 5歳5か月　女児(妹)

- **家族歴**：アレルギー以外なし.
- **主　訴**：腹痛，喘鳴.
- **既往歴**：アトピー性皮膚炎，気管支喘息.

- **現病歴**：タコ焼き1個を食べてすぐ腹痛が出現し食べるのを中止した．60分後にゼイゼイ，喉の痛み，息苦しさが出現，症例①と一緒に130分後に救急車で病院に到着した．
- **現症および経過**：バイタル正常，喘鳴聴取，プレドニン点滴静注とβ_2刺激薬吸入で症状消失し帰宅した．

❸ 34歳 女性（母）

- **家族歴**：アレルギー以外なし．
- **主　訴**：胃痛，口唇腫脹，呼吸困難．
- **既往歴**：アトピー性皮膚炎，気管支喘息．
- **現病歴**：タコ焼きを作りながら数個を食べていた．10分後に胃痛出現，60分後に口唇の腫脹，胃痛増強，耳の奥と喉の痒み，息苦しさが出現，症例①，②と一緒に130分後に病院に到着した．
- **経　過**：血圧低下(BP 76/46 mmHg)，SpO₂ 90％(酸素4L投与下)，アナフィラキシーショックと診断されアドレナリン0.5 mg筋注され，すぐ回復(BP 127/63 mmHg, SpO₂ 98％)，経過観察のために救急診療科に入院し遅発型反応なく翌日帰宅した．
- **原　因**：3症例ともに小麦とタコに食物アレルギーはなく，ダニ特異的IgE抗体は高値を示した．使用した小麦粉は2年前に開封し1年前に賞味期限切れのもので，袋のまま室温保存していた．使用した小麦粉を調べたところ，大量のダニが鏡検された(図)．ダニ経口摂取によるアナフィラキシー(oral mite anaphylaxis：OMA)と診断した．父と弟はダニアレルギーがなかったため，同様にタコ焼きを摂取したが無症状だった．摂取量が少なかった妹の症状は最も軽かった(表)．

診断・治療のポイント

食物アレルギーの診断には問診が最も重要である．アレルギー症状が出現した直前の食事状況とともに，今までの食物摂取の状況を聞く必要がある．OMAを知っていれば診断は容易である．家族内で同時に発症している点もOMAを疑う根拠となる．アナフィラキシーの治療では，速やかなアドレナリン筋注が大切である．

患者支援のポイント

ダニアレルギー患者にはOMAのリスクについて事前に周知し，小麦粉(タコ焼き粉，お好み焼き粉，天ぷら粉，パンケーキ粉，ホットケーキ粉などを含む)は使い切ること，また万が一残った物は密閉容器に入れ冷凍庫で保存し早く使用することを日頃から指導する必要がある．さらに，アレルギー出現時の対応についての指導が必要である．

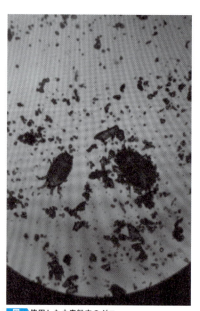

図　使用した小麦粉内のダニ
小麦粉少量をプレパラートに載せて顕微鏡1視野に10匹みえた．

表 症例のまとめ

	姉	妹	母
摂取タコ焼き数	3個	1個	数個
症状	腹痛，口唇腫脹，喘鳴，全身蕁麻疹，アナフィラキシー	腹痛，喘鳴	胃痛，口唇腫脹，呼吸困難，全身蕁麻疹，アナフィラキシーショック
WBC/μL	6,900	7,300	7,000
Eosinophils %	14.8	9	6.2
IgE U/mL	1,420	1,340	nd
特異的 IgE 　ヤケヒョウヒダニ 　コナヒョウヒダニ 　小麦	class 6 class 6 class 2	class 6 class 6 0	class 6 class 6 0

nd：not done

Memo　ダニについて

ダニは体長が 0.3 〜 0.5 mm と非常に小さいため，開封した袋にわずかな隙間さえあれば侵入する．開封部分を折り曲げて，輪ゴム，クリップで閉じたものや，密閉容器に保存していたものからもダニが検出される．袋のなかに入り込んだダニは，短期間のうちに繁殖し，3週間で100 〜 200 倍，6週間で 200 〜 600 倍に増殖するとの実験データも報告されている．ダニの死骸はアレルゲンとなるため，加熱したものを摂取してもアレルギーを起こす．

Column　ダニ経口摂取によるアナフィラキシーについて

松原知代　獨協医科大学越谷病院小児科
永井　爽　獨協医科大学越谷病院小児科

ダニ経口摂取によるアナフィラキシー（OMA）は 1993 年に初めて報告された．多くは 30 分以内にアレルギー症状が出現する即時型反応で，蕁麻疹，浮腫，呼吸困難，喘鳴の頻度が高く，重症度が高く，死亡例も報告されている．pancake syndrome ともよばれ，海外ではパンケーキによるものが多いが，わが国では多くはお好み焼きで，タコ焼きもある．ほかに報告されている食品はとうもろこし粉，ピザ，魚フライ，天ぷら，スコーン，サラミソーセージなどがある．アレルギー性鼻炎，気管支喘息およびアトピー性皮膚炎などのアレルギー疾患がある症例がほとんどである．OMA の原因として判明されているアレルゲンはコナヒョウヒダニがもっとも多い．

III 診断に工夫を要した症例・難渋した症例

CASE 16 微量摂取物（ゴマ，ピーナッツ）によるアナフィラキシー例

▶菅野訓子　西方病院小児科

- 原因食品の検索時には，微量で頻回使用されている食品にも注意する．
- 栄養士の接触指導にて完全除去を実行する．
- アナフィラキシー出現時の対処法を指導する．

CASE 16

17歳0か月　女子

- **家族歴**：母；アスピリン喘息，食物アレルギー（エビ，卵，果物など）．妹2人；スギ，ヒノキのアレルギー．
- **主　訴**：ゴマ，ゴマ油が少量でも混入している食品の摂取にて顔面紅潮，咽頭瘙痒感，呼吸困難が出現する．
- **現病歴・既往歴・基礎疾患**：生後よりアレルギー疾患はなかった．ソバ，ピーナッツの摂取にて咳や悪心が出現するため摂取を嫌がり，除去している．

　12歳の時，アナフィラキシー出現．合宿の疲れと風邪の症状かと思っていたが，1週間後にタコ焼きを食べて悪心，倦怠感があり翌日外来を受診した．小麦，卵白，イカ，タコ，カニの特異的IgE（RAST）は陰性であった．それ以降給食を食べると気分が悪くなり頻繁に保健室で休むようになった．

　14歳8か月，夜間に蕁麻疹と呼吸困難出現，翌日外来を受診し特異的IgE（MAST33）アレルゲンの検査および投薬を受けた．原因がわかるまで給食を中止し，弁当としたところ症状は消失した．検査の結果ゴマ1.90（1）LC，ソバ6.20（2）LC，ピーナッツ5.04（2）LCであった．毎日朝食でゴマやゴマ油を摂取しており，また給食でゴマ油の摂取量が多い日に症状が出現していたことに気づき，ソバ・ピーナッツに加え，ゴマの完全除去とした．

　15歳1か月，外食でサラダを食べて瘙痒感が出現したため来院した．ゴマ，ソバ，ピーナッツの特異的IgE（RAST）は陰性であった．

　17歳，ゴマ油が少量入ったドレッシングやピーナッツが使われた製造ラインの食品でもアナフィラキシーが出現するようになった．特異的IgE（MAST36）アレルゲンの検査ではゴマ0.13（0），ソバ0.67（0）LC，ピーナッツ1.59（1）LCであった．

診断・治療のポイント

　給食の後に保健室で休むのは心因性の問題があるように思えたが，ゴマ，ゴマ油を除去して症状出現がなく，保健室にも行かなくなった．原因食品を探すには家族と連携して，食事の細かい解析をすることが重要である．検査でゴマが陽性となったため自宅の食事や給食を見直したため，朝食に毎日ゴマやゴマ油が使われていることに気づいた．原因食品が不明であっても，後に判明することもあるので，摂取したものを事細かに記載し残すことが大切である．完全除去を続けていたら，後に出現してきたアナフィラキシーを防げたかは不明であるが，除去解除はしておらず誤食程度の摂取だった．この症例はいずれダブルブラインド食物経口負荷試験（double-blind placebo-controlled food challenge：DBPCFC）が必要かと思われる．

患者支援のポイント

　本人は経口免疫療法を希望しているが，微量でも症状が出るものに関しての免疫療法は困難であるため，厳格な除去を続行することとした．しかし外食時の誤食によるアナフィラキシーをくり返しているため，栄養士による摂取指導やアナフィラキシー出現時対応の患者指導が重要である．

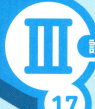

CASE 17 ウズラ卵による消化管アレルギー例

▶佐藤優子[1)2)]　熊谷秀規[2)]　1)ちばなクリニック小児科　2)自治医科大学小児科学

click

- ウズラ卵摂取2～6時間後に悪心と活気不良が出現するエピソードを反復した.
- 鶏卵の摂取は問題がなく, 遅発性の消化器症状を認めている点で, 通常の即時型アレルギーとは異なる特徴がみられた.

CASE 17

2歳6か月　女児

●ウズラ卵による消化管アレルギー

- **家族歴**：祖母；花粉症.
- **主　訴**：嘔吐, 活気不良.
- **既往歴**：気管支喘息やアトピー性皮膚炎, 食物アレルギーの既往なし. 鶏卵は摂取可能である.
- **受診までの経緯**：1歳9か月時, 保育園でウズラ卵を含む八宝菜を摂取したところ, 2～3時間後に頻回の嘔吐と倦怠感が出現した. 下痢や蕁麻疹, 咳嗽などほかの症状なく, その後数時間で自然に軽快した. 2歳3か月時, ウズラ卵のフライを摂取したところ, 6時間後に頻回の嘔吐があった. 2歳4か月時, ウズラ卵のフライを摂取した2時間後に頻回の嘔吐がみられた. 2歳6か月時に精査を目的に当院を紹介され受診した.
- **初診時所見・身体所見・検査所見・初診時対応**：成長発達は問題なく, 喘鳴や皮膚炎の所見はなかった. 特異的IgE(RAST)は, 卵白と卵黄, オボムコイドのすべてが陰性であった. ウズラ卵のプリックテストは陰性であった. ウズラ卵摂取2～6時間後に出現した頻回嘔吐のエピソードが3回あったことから, ウズラ卵による消化管アレルギーを疑い, 除去継続の方針とした. 症状出現時の緊急薬として抗ヒスタミン薬を処方した.
- **経　過**：患児の家族から食物経口負荷試験の希望があったため, 2歳9か月時にウズラ卵の負荷試験を行った. 計3個の加熱したウズラ卵を1時間かけて分割摂取させたところ, 摂取終了の2時間後から頻回の嘔吐と活気低下, 倦怠感が出現して傾眠傾向となった. 下痢や血便, 蕁麻疹や咳嗽などはみられなかった. 輸液を行い, 抗ヒスタミン薬とステロイド薬の静注を施行したところ, 嘔吐は消失し活気が回復した.
　食物経口負荷試験陽性(IgE依存性遅発型反応)と診断し, 原因食物であるウズラ卵の除去を継続した.

その後，3歳時に外食でお好み焼きを摂取した際，4〜5時間後に頻回の嘔吐が出現した．あらかじめ処方されて持参していた内服薬を服用したところ軽快した．家族が店に確認したところ，お好み焼きにはウズラ卵が使用されていたことが判明した．

診断・治療のポイント

　鶏卵とウズラ卵のアミノ酸配列における相同性はオボムコイドで75％前後，オボアルブミンで82〜88％とされており，鶏卵アレルギー患者でウズラ卵に交差反応を示すことがある[1]．一方で，ウズラ卵のみに対するFPIES（food protein-induced enterocolitis syndrome）の報告が近年散見され[2]，ウズラの卵黄成分であるapolipoproteinが原因とする報告がある[3]．

　本症例は，ウズラ卵除去中に外食先で予期せぬ誤食がありアレルギー症状が出現した．ウズラ卵は鶏卵の代替食品として調理に用いられる場合があり，十分注意が必要である．

　消化管アレルギーの急性期の腹部超音波検査所見で，十二指腸球部から小腸一部の浮腫や下行結腸の粘膜肥厚などの報告が散見されるが，本症例の超音波検査では腹水貯留や腸管肥厚などは確認できなかった．特異的IgE抗体でウズラ卵の検出ができないことを考慮すると，現時点で確定診断には，詳細な問診と食物経口負荷試験のほかないと考える．

　本症例のように鶏卵が摂取可能である場合や遅発性の症状を呈することがあるため，原因が特定されず診断に至っていない患者が潜在的に存在する可能性がある．食後の遅発性消化器症状の鑑別診断として，本疾患も念頭におく必要がある．

患者支援のポイント

- ウズラ卵によるアレルギーにより，摂取数時間後に嘔吐が出現することを説明した．
- 通常の即時型のアレルギーと違い，摂取直後の症状はみられないこと，また鶏卵摂取は可能であることを説明した．
- ウズラ卵除去を継続し，誤食による症状出現時は早めに抗ヒスタミン薬およびステロイド薬内服のうえ，頻回嘔吐時や活気不良時は医療機関を受診するよう説明した．
- 鶏卵のかわりにウズラ卵が調理に用いられることもあるので，外食の際などはその都度確認するよう助言した．

● 文　献 ●
1) 杉浦至郎：卵アレルギー．伊藤浩明（編）：食物アレルギーのすべて．診断と治療社，140-148，2016
2) 立元千帆，他：日小ア会誌 **28**：709，2014
3) 原　和宏，他：アレルギー **63**：606，2015

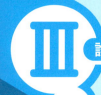

18 CASE 新生児-乳児消化管アレルギー例

佐藤優子[1)2)]　熊谷秀規[2)]　1)ちばなクリニック小児科　2)自治医科大学小児科学

 click

- 生後早期から血便に対し，加水分解乳の使用で軽快した．
- 血清 IL-5 の上昇を認めた．

 CASE 18

0歳0か月　男児

● 乳による消化管アレルギー

- **家族歴**：両親が花粉症．
- **主　訴**：血便．
- **現病歴・既往歴**：周産期に異常はなかった．在胎 40 週 5 日，経腟分娩，体重 3,000 g で出生した．羊水混濁を認めたが仮死徴候はなく，Apgar スコアは 1 分値 9 点であった．生後 12 時間から混合栄養が開始された．初回哺乳 36 時間後に粘血便が出現した．発熱や嘔吐，活気不良はなかった．その後も排便のたびに血便がみられたため，日齢 3 に当院 NICU に搬送された．
- **初診時所見・身体所見・検査所見・初診時対応**：体重 2,822 g（6 ％の減少），活気は保たれており，皮膚色良好，腹部は平坦軟であった．血液検査では，白血球 11,400/μL（好酸球 1 ％），日齢 10 に白血球 17,500/μL（好酸球 12.5 ％）まで増加，Hb 15.1 g/dL，Plt 37.2×10^4 /μL，CRP 0.08 mg/dL，肝腎機能に異常なし．総 IgE＜3 U/mL，乳特異的 IgE 陰性，便中好酸球陽性．腹部 X 線検査と便培養に異常なし．外科的疾患や血液凝固異常症は否定的で感染徴候もなかった．
- **経　緯**：哺乳をいったん中止し輸液を開始したところ，血便は徐々に減少し消失した．鑑別診断のうえ，消化管アレルギーを疑い日齢 5 からアレルギー治療用を開始した．その後は血便の再燃なく経過した．日齢 10 に母乳を再開，再燃がないことを確認し日齢 14 に退院した．退院後，加水分解乳と母乳の混合栄養を継続した．入院中に提出した ALST（アレルゲン特異的リンパ球刺激試験）では，α ラクトアルブミンの stimulation index が 570 と基準値（＜500）を越えたほかは，β ラクトアルブミンと κ カゼインは基準値内であった．一方，日齢 3 に採取した血清のサイトカイン解析では，IL-5 が 125 pg/mL（暫定基準値 1.9 ± 0.92）と上昇していた．
- **退院後経過**：里帰り分娩であったため，退院後は自宅のある他県でフォローが継続された．1 歳時に乳経口負荷試験が行われ，陰性であったことから乳除去が解除された．

診断・治療のポイント

生後早期から血便を認めた新生児に対し，他疾患を除外したうえで乳の消化管アレルギーを疑い，治療用ミルクを導入して再燃がないことを確認した[1]．里帰り出産で早期に地元に戻る予定になっていたことから，確定診断のための負荷試験は NICU 入院中に行わなかった．新生児の消化管アレルギーは，成長障害や重症合併症がなければ，遅くとも 2 歳頃までに寛解することが多いとされる．本症例については，1 歳時に負荷試験を実施して陰性のため，乳制限を解除することができた．

新生児-乳児消化管アレルギーは，嘔吐や血便，下痢などの消化器症状により発症する疾患であり，一般に非 IgE 依存性のアレルギーと考えられている．しかし，非 IgE 依存性は臨床上の定義であり，IgE 依存性反応の遅発相と完全な非 IgE 依存性反応との区別は困難である[2]．Nomura ら[3]のクラスター分類では，血便主体でおもに大腸に障害部位をもつクラスター 4 に相当し，欧米分類では FPIAP（food protein-induced allergic proctocolitis）に相当すると考えられる．ALST の陽性率はクラスター 4 では 50 % 程度といわれている．FPIAP では直腸・大腸の粘膜に好酸球浸潤が認められる．

本症例は，血清 IL-5 が高値を示した．IL-5 は，Th2 細胞および活性化マスト細胞によって産生され，成熟好酸球の活性化，増殖と分化の誘導に関与する．アレルゲン曝露数時間後の遅発相では，IL-5 を含むサイトカインやケモカインによって誘導された好酸球を中心とした炎症細胞により炎症が惹起される．便中好酸球陽性であり，血清 IL-5 の上昇がみられたことからも，本症例の病態においては好酸球の関与が示唆される．海外では，好酸球性消化管疾患（eosinophilic gastrointestinal disorders）は消化管アレルギーと分けて考えられているが，わが国では好酸球性消化管疾患とのオーバーラップがみられる．

患者支援のポイント

- まず，外科的疾患や生命予後を脅かすような病気ではないことを保護者に説明し，不安を軽減した．診察や検査所見，および絶食（除去試験）により血便が消失したことから，乳蛋白が原因と考えらえるアレルギー反応と推測し，治療用ミルクを開始した．一部で母乳が原因となる場合もあるが，本症例については母乳負荷で陰性を確認し，母乳除去を解除した．
- 確定診断のためには経口負荷試験が必要であることを説明した．一方，今回は負荷試験のリスクや家族の事情を勘案し，協議の結果当院での実施は見合わせる方針とした．
- 重篤な合併症がない場合の予後は比較的良好であること，おおむね 1 歳頃に除去解除目的の負荷試験を行い，陰性であれば乳製品が摂取可能となることを説明した．
- 退院後は治療用ミルクとの混合栄養を継続し，乳製品については負荷試験での陰性を確認までは除去を継続するよう説明した．あわせて，カルシウム不足を補うためにシラスやヒジキなどの代替食を提案したほか，離乳食では治療用ミルクを調理に利用しうることを説明した．
- 離乳食の開始自体を遅らせる必要はないが，まれに米や大豆などほかの食物においても症状が誘発される場合があるため，開始時は症状出現の有無に注意するよう説明した．

● 文 献 ●

1) Koike Y, et al.：*Pediatrics* **127**：e231-e234, 2011
2) 海老澤元宏，日本小児アレルギー学会食物アレルギー委員会：食物アレルギー診療ガイドライン 2016．協和企画，156-165，2016
3) Nomura I, et al.：*J Allergy Clin Immunol* **127**：685-688, 2011

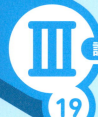

Ⅲ 診断に工夫を要した症例・難渋した症例

CASE 19 ヒルシュスプルング病が合併した新生児-乳児消化管アレルギー例

▶ 福田啓伸　獨協医科大学医学部小児科学

click

- 新生児期のミルクアレルギーの多くは消化器症状を中心としたⅠ型アレルギーの関与しない新生児-乳児消化管アレルギーがあり，注意が必要である．
- 新生児-乳児消化管アレルギーには多彩な他疾患との鑑別が必要であるとともに，本例のような消化器疾患が合併することもあり注意が必要である．

CASE 19

●新生児-乳児消化管アレルギーと消化器疾患が合併した例

- **主　訴**：嘔吐，血便，発疹．
- **現病歴**：出生時（在胎37週6日，出生時体重2,685g）から人工乳の経口哺乳を開始したが，日齢2に嘔吐・哺乳力低下を認め，A病院小児科にMRSA腸炎と敗血症が疑われ入院．症状改善後，人工乳を再開するも，日齢5に腹部膨満・下腿浮腫が出現し，腸炎症状の再燃を認めた．さらに自立排便を認めないことからヒルシュスプルング病（Hirschsprung's disease：HD）を疑われ，手術目的にB病院小児外科に転院したが手術困難なため，全身管理目的に当院へ搬送された．
- **初診時所見・検査所見**：るい痩が著明（Kaup指数9.7）で，血便・全身に発赤疹を認めた．入院時検査（表）では，炎症反応の高値および貧血の所見を認め，特異的IgE（RAST）検査では各項目ともに陰性であった．人工乳（はぐくみ®）のリンパ球刺激試験（LST）は8,818cpm（S.I. 2,199％）［コントロール401cpm］と高値であった．便培養からMRSAを検出したが，便中好酸球は認めず，胸腹部単純X線写真では，腸管ガスの拡張を認めた．
- **治療経過**：入院後，絶飲食・洗腸にて全身状態が改善した．人工乳開始後に消化器症状（嘔吐・血便）を認め，LSTの高値や経過中の好酸球数の高値などから新生児-乳児消化管アレルギー（クラスター1）と診断し，アミノ酸乳で体重増加を確認し退院した．退院前の注腸検査で，HDを示唆するcaliber changeを認めた．退院後も体重増加は順調（図1）で，生後6か月頃より離乳食を開始し，1歳4か月の直腸粘膜生検にてアセチルコリンエステラーゼ陽性の神経線維を認め，HDと確定診断した．1歳8か月に内肛門括約筋切開術を試行し，神経線維の増生および巨大神経線維束を認めた．現在は，術後の経過も良好である．

表　入院時検査所見

血算			
WBC	13,700/μL	総IgE	5 IU/mL
Neutro	83.90 %	特異的IgE（RAST）	
Eosino	1.20 %	ミルク	<0.35 U$_A$/mL (class 0)
Hb	8.7 g/dL	カゼイン	<0.35 U$_A$/mL (class 0)
Plt	1.6×10^4/μL	αラクトアルブミン	<0.35 U$_A$/mL (class 0)
生化学　血清		βラクトグロブリン	<0.35 U$_A$/mL (class 0)
TP	3.9 g/dL	リンパ球刺激試験（LST）	
Alb	1.8 g/dL	はぐくみ®	8,818 cpm (S.I. 2199 %)
AST	27 IU/L	コントロール	401 cpm
ALT	16 IU/L	便培養	
UN	8 mg/dL	MRSA（1＋），便中好酸球（−）	
Cre	0.20 mg/dL	血液培養/中心静脈カテーテルカテ先培養	
Na	138 mmol/L	*Klebsiella oxytoca*（1＋）	
K	3.8 mmol/L		
Cl	106 mmol/L		
CRP	17.84 mg/dL		

診断・治療のポイント

● 新生児－乳児消化管アレルギーとは

　新生児から乳児期の消化管アレルギーは，おもに牛乳が原因で，嘔吐・血便・下痢などの消化器症状により発症する疾患[1]である．現在，新生児－乳児消化管アレルギーと完全に合致する国際病名はないが，本疾患群に国際的に認知されている病名として新生児・乳児における，食物蛋白誘発胃腸炎（food protein-induced entero-colitis syndrome：FPIES），食物蛋白誘発結腸直腸炎（food protein-induced proctocolitis：FPIP），食物蛋白誘発腸炎（food protein-induced enteropa-thy：FPE）があり，これらを包括している．しかし，近年わが国の症例はFPIES，FPIP，FPEのいずれにも分類できないことが多く，厚生労働省難治性疾患研究部，新生児－乳児アレルギー疾患研究会，日本小児栄養消化器肝臓病学会ワーキンググループは，新生児・乳児期に食物抗原が原因で消化器症状を認める疾患すべてを総称し，新生児－乳児消化管アレルギー[2]と称している．さらに同グループでは，わが国の症例を対象にクラスター分類がなされ，血便と嘔吐の有無で4つのクラスターに分類されている（図2）．本症例は，嘔吐・血便を認めたこと

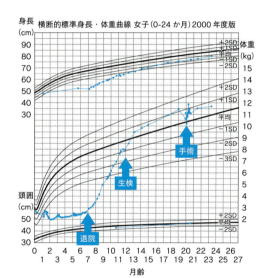

図1　成長曲線
退院後，体重増加は順調で生後6か月頃より離乳食を開始した．現在は，生乳のみ除去は継続しているが今後，負荷試験の予定である．
　生検：直腸粘膜生検（1歳4か月）
　手術：内肛門括約筋切開術（1歳8か月）

からクラスター1に分類された．

● 本症例の検査所見のポイント

・好酸球（末梢血）について

　本症例では入院後から上昇し，25病日をピークに自然低下した（図3）．これは，入院時の新生児－乳児消化管アレルギーによる影響と考えられた．新生児－乳児消化管アレルギー診

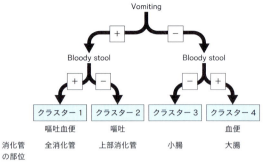

図2 嘔吐と血便により分類された新生児－乳児消化管アレルギーのクラスター分類

（厚生労働省難治性疾患研究班　新生児－乳児アレルギー疾患研究会　日本小児栄養消化器肝臓病学会ワーキンググループ：新生児－乳児消化管アレルギー診断治療指針．2016年1月12日改訂）

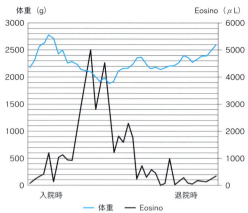

図3 入院中の好酸球の推移

好酸球は入院後上昇し，25病日のピークに自然低下した．これは，入院時のミルクアレルギーによる影響と考えられる．

断治療指針[2]によると，末梢血好酸球は初発時の最高値では，半数近くの患者が好酸球15％以上を示した．さらに筆者らは，アレルギー症状出現時から遅れて好酸球の増加する症例の経験[3]がある．以上より，新生児－乳児消化管アレルギー診断では，好酸球の推移がポイントになることが考えられる．

・LSTについて

本症例では，はぐくみ®に対するLSTが8,818 cpm（S.I. 2199％）と陽性であり，新生児－乳児消化管アレルギーである可能性が疑われた．新生児－乳児消化管アレルギー診断治療指針[2]によると，ミルク特異的リンパ球刺激試験（LST）が陽性であれば，診断の助けとされている．しかし，偽陽性，偽陰性の多い検査であり，即時型牛乳アレルギーでも陽性となるため，本検査のみで確定診断とはならない．クラスターごとに陽性率はよって異なり，クラスター1と2が70％程度，クラスター3と4が50％程度とされている．LSTが陽性であっても本症と診断できないことがあるため注意が必要である．

・CRPについて

本症例では，入院時CRPが17.84と高値であり，このCRP上昇は新生児－乳児消化管アレルギーによるものと考えられたが，HDの腸炎合併例は予後不良であり，また便培養検査よりMRSAを検出していることから，MRSA腸炎として，早期から抗菌薬投与を行った．

新生児－乳児消化管アレルギー診断治療指針[2]によると，CRP：5以上の強陽性となる場合が6.7％にあり，CRP：0.5以上の陽性者は37.1％にみられ，細菌感染症と間違えられやすいことが指摘されており，その鑑別がキーポイントになると考えられる．

● 鑑別疾患のポイント

新生児－乳児消化管アレルギーの鑑別には，感染症，代謝性疾患，凝固異常症，外科的疾患（HDを含む消化器疾患）など多岐にわたる．しかし，本症例のように，現病歴から新生児－乳児消化管アレルギーが疑われるが，排便を認めないことから外科的疾患（HDを含む消化器疾患）も疑われ，最終的に両疾患の合併であったことから診断に難渋した．本症例から単一疾患に絞らず，疾患が合併し複雑になることがあり注意が必要である．

患者支援のポイント

本疾患の患者支援のポイントは，栄養についてである．治療乳に変更することにより同症であればすみやかに症状が改善することが多いとされている[2]が，本症例のように重症の場合は，最初からアミノ酸乳が必要とされている．

本症例においてもアミノ酸乳として大豆由来のエレンタール®Pを導入した．一方，アミノ酸乳ではビオチン・セレン・カルニチン・コリン・ヨウ素・脂質が必要量添加されていないため注意が必要である．しかし本症例は，早期から離乳食を始めることにより欠乏症状はなく体重増加を認めた．

●文 献●

1) 海老澤元宏, 日本小児アレルギー学会食物アレルギー委員会：食物アレルギー診療ガイドライン2016. 協和企画, 2016
2) 厚生労働省難治性疾患研究班　新生児－乳児アレルギー疾患研究会　日本小児栄養消化器肝臓病学会ワーキンググループ：新生児－乳児消化管アレルギー診断治療指針. 2016年1月12日改訂
（http://nrichd.ncchd.go.jp/imal/FPIES/icho/pdf/fpies.pdf）
（参照日 17-09-11）
3) 坪井弥生, 他：小児科臨床 **55**：313-316, 2002

Column Bird-egg syndrome とは何か？

山口禎夫　国立病院機構栃木医療センター臨床研究部　感染アレルギー科

一般に鶏卵アレルギーは，乳幼児期に発症し，以降学童期までにはほとんど耐性を獲得するため，わが国では学童期以降は成人を含めて，ほとんど診ることはなく報告もない．ただし，海外では成人において長期にトリを飼育していた人で鶏肉や鶏卵アレルギーを発症するBird-egg syndrome（鳥-卵症候群）の病態が知られており，花粉との交差反応によって経気道的に発症する即時型アレルギーである花粉-食物アレルギー症候群と同様の機序で発症するクラス2食物アレルギーと考えられる．すなわち，トリの羽毛や糞を吸入することで感作され，鶏卵を食べると，痒み，蕁麻疹，血管浮腫や，咳嗽，喘鳴といった呼吸器症状，嘔吐といった消化器症状を呈することがある．また，トリとの接触によって結膜炎，鼻水，呼吸などが出現する．本態は，鶏卵のコンポーネント（表）であるトリの羽毛や糞＜鶏，セキセイインコやオウムなど＞に含まれる血清アルブミン（αリベチン：Gal d 5）に経気道的に感作され，鶏肉や卵黄中に含まれるGal d 5によって食物アレルギー症状が誘発されることが証明されている．本症候群の検査では，卵白と比較し卵黄の感作が高いことも特徴である．当院で経験した症例は，11歳女児で，アレルギー疾患の既往はなく，卵食品を普通に摂取していた．水様性鼻汁，目の痒みが数か月にわたり遷延し，固ゆで卵を摂取後に10分以内に，顔面紅潮が出現するというエピソードを3回くり返していた．同時期に卵含有の焼き菓子，ケーキ，アイスクリーム，ホイップクリームを摂取した際に，いずれも10分以内に全身の瘙痒が出現したが，抗アレルギー薬ロラタジン（クラリチン®）を内服し，数時間以内に瘙痒が消失した．血液検査では，総IgE 34.0 IU/mL，特異的IgE（RAST）では卵白，卵黄ともクラス0であったが，プリックテストでは，卵白で5 mm大，卵黄で20 mm大の発赤を認めた．後日，この1年間にわたり学校の鳥小屋（インコ5羽，鶏3羽）の近くで頻繁に遊んでいることが判明した．本症候群と診断し，トリとの接触を避けたところ，3か月後に卵白半年後に卵黄がプリックテストで反応は消失し，ダブルブラインド負荷試験により卵白，卵黄の順で耐性化を確認した．文献では，小児では卵アレルギーの寛解を得られず持続する例が多い[1]とされているが，本症例は，感作の期間が短かったため，トリとの接触を避けたことで，寛解・耐性を獲得できたと考えられた．なお，本症例では，Gal d 5の感作を確認できていないが，現在はサーモフィッシャーダイアグノスティックス株式会社研究用試薬受託サービスのアッセイサポートを利用して，本コンポーネントは測定が可能である．

● 文　献 ●

1) Nevot Falcó S, et al.：Bird-egg. *Allergol Immunopathol*(*Madr*) **31**：161-165, 2003

表　鶏卵と鶏肉のコンポーネント

鶏（Gallus domesticus）			
Gal d 1	オボムコイド：トリプシンインヒビター（卵白）	Gal d GPI	グルコース-6-リン酸イソメラーゼ（筋肉）
Gal d 2	オボアルブミン（卵白）	Gal d HG	ヘモグロビン（筋肉）
Gal d 3	オボトランスフェリン：コンアルブミン（卵白）	Gal d IgY	免疫グロブリン（卵白）
Gal d 4	リゾチーム（卵白）	Gal d L-PGDS	リポカリン様プロスタグランジンD合成酵素（羽毛）
Gal d 5	αリベチン：血清アルブミン（卵白，卵黄，羽毛）	Gal d Ovomutin	オボムチン（卵白）
Gal d 6	Vitellogenin, YGP42（卵黄）	Gal d Phosvitin	カゼインキナーゼ（卵白，卵黄）
Gal d Apo	Apovitellenin（卵白，卵黄）	Gal d PRVB	パルブアルブミン：カルシウム結合蛋白（筋肉）
Gal d Apo	Apovitellenin（卵白，卵黄）		

IV 治療に工夫を要した症例・難渋した症例

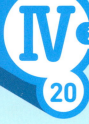

治療に工夫を要した症例・難渋した症例

CASE 20

急速経口免疫療法が有効であった鶏卵アレルギーの7歳例

▶ 福島啓太郎　獨協医科大学医学部小児科学

- 小学校就学後も自然に耐性獲得が得られず鶏卵を完全除去されていた7歳児が，急速経口免疫療法により2週間で鶏卵1個を摂取可能となった．
- 経口免疫療法とは，原因抗原を経口摂取することで経口免疫寛容という生体の免疫制御機構を利用し，過剰な免疫応答を抑制してアレルギーの改善を図る治療法である．
- 経口免疫療法により症状が誘発されなくなった脱感作状態にあることと，耐性化を獲得して寛解となったこととは異なることには注意すべきである．

CASE 20

7歳9か月　女児

●急速経口免疫療法を行った鶏卵アレルギー

- **主　訴**：卵を食べられるようになりたい．
- **現病歴**：生後2週間頃から慢性的に下痢があり，体重増加不良があった．9か月時，近医での精査で牛乳・鶏卵・大豆・小麦に対する食物アレルギーが判明し，食事指導と抗アレルギー薬投与で下痢は改善した．4歳までに大豆と小麦は摂取可能となった．6歳時での鶏卵の負荷試験が陽性で完全除去を継続されていた．鶏卵の経口免疫療法を目的に当院へ紹介された．
- **既往歴**：3歳時に気管支喘息（軽症間欠型）を発症，モンテルカスト（シングレア®）を内服中．
- **初診時身体所見**：乾燥肌であるが，苔癬化局面はみられない．
- **検査所見**：WBC 5,300，好酸球 9.7％．総IgE 183 IU/mL，特異的IgE（RAST）　卵白 2.80 U_A/mL，オボムコイド 2.82 U_A/mL．プリックテスト（卵白）硬結 11 mm，発赤 14 mm．
- **初診時対応**：ダブルブラインド法での経口負荷試験で卵白蛋白の症状誘発閾値を100 mgと判断した．
- **治療経過**：非加熱卵白蛋白 3 mgから経口摂取を開始し，30分ごとに約1.5倍ずつ増量し1日に5回摂取した．3日目に負荷試験での誘発閾値100 mgに達したが症状の発現はなかった．6日目に1,000 mgを摂取可能となり，7日目から半熟加熱であるスクランブルエッグに切り替え，9日目に鶏卵1個分を摂取可能となった．その後5日間連日摂取で症状発現がないことを確認，以後自宅での維持治療として鶏卵摂取を継続させた（厚生労働科学研究・J-OIT研究として実施）．

診断・治療のポイント

　乳幼児期に発症した鶏卵や牛乳などの食物アレルギーは，4〜5歳頃に多くが耐性を獲得し，摂取可能になることが知られている．従来は食物除去を継続しながら負荷試験をくり返して摂取可能になることを待つのが一般的であった．経口免疫療法とは，アレルギーの原因抗原を経口摂取することで経口免疫寛容という元来生体に備わっている免疫制御機構を利用し，過剰な免疫応答を抑制してアレルギーの改善を図る治療法である．

　経口免疫療法には，おもに自宅において緩やかに摂取量を増やしていくことを試みる緩徐法と，おもに病院で入院しながら1日2回以上摂取して急速に増量を試みていく急速法とがある．原因抗原の経口摂取量が少ないと逆に増感作を起こすリスクがあるのに対し，急速法は抗原摂取量を多くすることで免疫寛容を誘導し得ることを根拠としている[1]．また，抗原摂取を高頻度にすることにより，肥満細胞からのヒスタミン遊離能が回復するまでの不応期を利用することになり，緩徐法では症状発現のため到達できなかった患児でも摂取可能になり得るとされている．

- 症状誘発閾値が低く，重症度が高い患児の場合，緩徐法では自宅での発作誘発の危険性が高い[2]ことに注意すべきであり，急速法の適応となり得る．
- 急速法では症状誘発が頻回で脱感作を起こすことができない，あるいは脱感作を起こすのに時間がかかる患児では，緩徐法を選んだほうがよい．
- 牛乳アレルギーに対する経口免疫療法は，鶏卵に比べ，有効性・安全性において成績が悪いことが示されており[3]，牛乳では適応をよく考慮すべきである．
- 経口免疫療法を継続することにより症状が誘発されなくなること（脱感作状態）と耐性化獲得（寛解）とは異なることに注意すべきである．耐性化獲得まで達していないと，コンプライアンスの低下などにより継続的な摂取ができなくなった時に，少量の摂取でも再び症状が発現することがある．

　本CASEでは，維持治療中は無症状であったが，1年後に治療を2週間中断して実施した検査では，プリックテストは陽性のままで，ダブルブラインド経口負荷試験でも蕁麻疹や呼吸器症状の発現はなかったが，悪心などの消化器症状がみられ，まだ耐性化獲得には至っていなかった．3年後に行った経口負荷試験では加熱鶏卵1個を摂取可能であった．

　なお本法はパイロット的研究の段階であり，一般的な治療法としてはまだ確立していない．

患者支援のポイント

- 急速経口免疫療法は呼吸困難やショックなどの重度な副反応を起こす危険がある．急速増量期は，緊急時に備えて血管確保や気道確保の準備をしたうえで医療スタッフが常時管理しながら，必ず入院で実施すべきである．
- 治療開始前に，生命に危険が及ぶ重度な副反応が生じ得ることを患児および保護者によく説明し同意を得ておく．また，急速法では数週間程度の入院が必要であることも事前によく話し合っておく必要がある．
- 蕁麻疹や喘息発作などの副反応が頻回に生じて，なかなか増量が進まない場合がある．患児にとって治療が苦痛になっていないかなど，患児や家族ともよく相談し，急速法での治療継続の安全性や妥当性を判断すべきである．症例によっては緩徐法への切り替えを考慮する．
- 維持期に移行したのちは自宅での治療を継続することになるが，その際の安全性の確保も重要である．アナフィラキシー発症時の対処などについてよく説明しておく．発熱や感染症罹患時には，通常なら摂取可能な量でも副反応を起こすことがあるので，一時中止する

か減量することが好ましい．下痢がある場合には特に注意すべきである．

- 維持治療により食べられるようになったことと，耐性化獲得とは異なることがあることをよく説明し，治療として長期的に摂取を継続することに理解しておいてもらう必要がある．また，耐性獲得か脱感作を確認するために，原因抗原の摂取を2週間以上中断したうえで経口負荷試験を行って判断する必要がある．

● 文献 ●

1) Strid J, et al.: *Immunology* 113: 293-303, 2004
2) Dello Iacono I, et al.: *Pediatr Allergy Immunol* 24: 66-74, 2013
3) 柳田紀之，他：日小ア誌 28: 87-96, 2014

Column エピペン® 誤射や，使用が見送られてしまったケース

宮本　学　獨協医科大学医学部小児科学

エピペン®の処方本数が増加するにつれ，誤射や，アナフィラキシー時に適切なエピペン®使用ができなかったケースが散見されるようになった．

誤射部位の報告(表1)では手指・手掌，下肢への誤射が多く，エピペン®で遊んでいて誤射したケースや，トレーナーとの取り違え，練習の真似が原因と考えられた．エピペン®は常に携行することが望ましいため，患者本人に対する教育をくり返し十分に行うことが重要である．

アナフィラキシー時にエピペン®使用が見送られたケースは，筆者らの施設において処方例の約半数で認められた(表2)．そのうち，学校で生じた2回の発症時に誰がエピペン®を使用するか決められず，使用できずに救急搬送されたケースがあった．主治医が学校を訪問し事例検討会を開催，第一発見者が注射を行うことを決め，3回目のアナフィラキシー発症時は適切にエピペン®を使用できた．エピペン®を使用できなかった原因検索と対策を関係者を含め十分に行うことで，適正使用できるようになった症例である．一方で，エピペン®を適正に使用できた症例では，保護者主体でアナフィラキシー時のフローチャートを作成し，学校生活管理指導表を病院・学校・消防署と共有することで，適切な緊急時対応が実施できている．

表1 誤射をした部位

	小児 ($n = 71$)	成人 ($n = 18$)
	n(%)	n(%)
手指・手掌	23(32.4)	4(22.2)
下肢	24(33.8)	6(33.3)
体幹	5(7.0)	0(0)
人体以外の物	10(14.1)	2(11.1)
不明	9(12.7)	6(33.3)

この表には以下の事例を除く投与部位を示した．
・成人が小児に誤射をした7例
　適応外使用：4件(てんかん発作：2件，急性胃腸炎：2件)，投与失敗：3件．
・小児が成人に誤射をした1例
(小児アレルギー学会　アナフィラキシー対応ワーキンググループ，2016)

表2 アナフィラキシー時のエピペン®使用率

著者	報告年	エピペン®処方症例数	アナフィラキシー時のエピペン®使用率
Nguyen-Luu NU ら[3]	2012	1411	21 %
Fleischer DM ら[4]	2012	512	30 %
向田ら[1]	2014	139	25 %
山根ら[2]	2014	240	63 %
当院のデータ	2016	208	47 %

エピペン®を適切なタイミングで使用できない症例が存在する．
1) 向田公美子，他：アレルギー 63: 686-694, 2014
2) 山根慎治，他：同愛医学雑誌 28: 34-38, 2014
3) Nguyen-Luu NU, et al.: *Pediatr Allergy Immunol* 23: 133-139, 2012
4) Fleischer, et al.: *Pediatrics* 130: e25-32, 2012
を元に作成

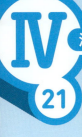

IV 治療に工夫を要した症例・難渋した症例

CASE 21

母が食物アレルギーを利用した代理ミュンヒハウゼン症候群例

▶吉原重美　獨協医科大学医学部小児科学

- 食物アレルギーに対する厳格な除去食を利用した代理ミュンヒハウゼン症候群の1例を経験した．
- 学校生活管理指導表（アレルギー疾患用）を主治医が記載することにより適切な食事指導が可能となり，本症例のような誤った除去食を阻止できる．
- 著明な体重減少（－2.3SD），成長障害がある場合，学校は直ちに学校医あるいは主治医などの医療機関に相談する．
- 教師に日常の研修会，勉強会を通して，成長曲線の正常と異常の基礎知識を知ってもらう必要がある．

CASE 21

9歳　男児

●母が食物アレルギーを利用して虐待した症例（代理ミュンヒハウゼン症候群）

- **家族歴**：特になし．
- **主　訴**：体重減少（－2.3SD）．
- **現病歴**：母（元看護師）の訴えでは，3か月前に蕁麻疹で受診した個人病院で厳しい食事制限（米以外の摂食禁止）の指導があり，その後摂食障害が出現したとのことで，総合病院を紹介され受診した．総合病院より，除去食による体重減少をきたした重症の食物アレルギーの診断で当大学病院アレルギー専門医に紹介される．受診時の体重は16kg（－2.3SD）で，支えがないと立ち上がれない状態であった．
- **既往歴**：特になし．
- **基礎疾患**：気管支喘息，蕁麻疹．
- **検査所見**：食物抗原に対する特異的IgE抗体検査はすべて陰性．
- **受診までの経過**：3か月前から個人病院で非常に厳しい食事制限の指導があり，その後摂食障害が出現し総合病院を紹介．除去食による体重減少をきたした重症の食物アレルギーの診断で，当院アレルギー専門医に紹介された（図）．

- **来院後の経過**：食物アレルギーはなく食事制限の解除を説明し母子分離を含めた入院を勧めたが拒否し，外来フォローとした．しかし，種々の検査の拒否があり，生活様式の把握が困難なため児童相談所へ通告した．児童相談所は入院による委託一時保護を希望したが，病院・家族・児童相談所の話し合いの結果，再び外来経過観察となった．後に個人病院での食事制限指導は母の虚言であることが判明し，子ども虐待の一形式である代理ミュンヒハウゼン症候群と診断した．児が12歳のときに，意識障害を認め当院へ救急搬送され，ビタミンB1欠乏症と診断した．翌年にも同様のエピソードで入院したため，児童相談所と協議し強制母子分離の方針とした．
- **診　断**：代理ミュンヒハウゼン症候群．
- **治　療**：1) 食事制限の解除，2) 母子分離．

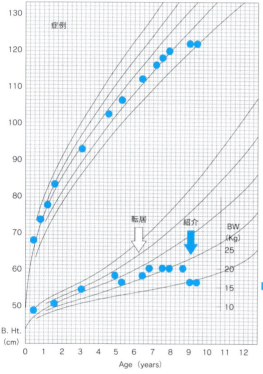

図　本症例の成長曲線
- 症例　9歳　男児
- 医療機関を次々と受診．
- 医療機関受診のたびに母の発言が変化．
- 食物アレルギーのため厳格な除去食で，米のみ摂取可能と虚偽の報告あり．
- 2年前からの体重増加不良が先行し，患児の状態が極めて不良．
- 9歳になり16 kg（−2.3SD）と，著明な体重減少と歩行困難・立位困難が出現．
- 診断は被虐待児症候群（代理ミュンヒハウゼン症候群）．

診断・治療のポイント

- 本症例では，児が通う小学校で校長が母の食物アレルギーの訴えを鵜呑みにし，学校生活管理指導表の提出なしに厳密な除去食対応をしていた．具体的には昼食時に校長室で白米の摂取のみを続け，本来不要な食事制限が表面化していなかった．
- ここで，食物アレルギーの学校生活管理指導表による医師，学校の正しい連携があれば，母の虚偽を避けられた可能性が考えられた．
- 食物アレルギー児の学校での食事対応が必要な場合，医師の診断のもとに記載される学校生活管理指導表の正しい活用が必要である[1, 2]．

患者支援のポイント

- 小児医療関係者は，今援助されなければ後がない被虐待児を扱っていることを常に意識す

- る必要がある．虐待のハイリスク群を発見しただけでは虐待予防にはならない．
- 関係機関とネットワークを作り，組織的に情報を共有し，適切な対応や援助を継続して行うことが予防への鍵となる．
- 本症例の場合，学校が保護者の食物アレルギーの厳しい食事制限の話を信じてしまったが，体重減少が著明であるため学校側は，校医あるいは主治医などに成長障害について相談する必要があったと考えられる．

●文　献●
1) 伊藤浩明(編)：食物アレルギーのすべて．診断と治療社，292-299，2016
2) 日本学校保健会：学校保健の動向．，丸善出版，62-67，2016

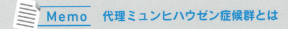

Memo　代理ミュンヒハウゼン症候群とは

子ども虐待の一形式であり，養育者(多くは母親)が子どもの病気を偽装，捏造，あるいは誇張し主張することで，本来必要のない医学的検査や治療をくり返すものである．DSM分類(DSM-5)では作為症/虚偽性障害(Factitious Disorders)に分類され，外的報酬を目的としないことが特徴的である．診断には動機に対する推測より，病気の特徴と症状が捏造であることを客観的に重視することが重要とされる．小児においては，症状を語る養育者の言動を信じざるを得ない部分もあり，丁寧な問診で矛盾点を見いだすことが肝要である．

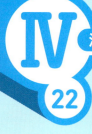

IV 治療に工夫を要した症例・難渋した症例

CASE 22

症状誘発閾値の上昇が困難だった牛乳アレルギー例

▶石井とも　国立病院機構栃木医療センター小児科

click

- 乳児期より牛乳アレルギーでアナフィラキシーを発症．発症前より少量の乳製品は摂取可能であり，その後も症状が出ない範囲内で摂取を継続．3歳で症状誘発閾値は上昇していない．
- 長期にわたって外来通院している児は，定期的にアドレナリン自己注射薬（エピペン®）指導，スキンケア，ステロイド外用法などについて再指導していく必要がある．
- 集団生活開始前に，除去食対応および誤食によるアナフィラキシー発症時の対応について，家族や施設側と確認していくことは重要である．

3歳1か月　男児

●微量の牛乳摂取を続けても，2年間は症状誘発閾値が上昇していないアナフィラキシー症例

- **家族歴**：母；アトピー性皮膚炎．姉（8歳）；気管支喘息，アトピー性皮膚炎，鶏卵アレルギーに耐性獲得済み．
- **主　訴**：牛乳摂取後の喘鳴と全身蕁麻疹．
- **現病歴**：0歳11か月時にソフトクリーム1さじ摂取後に全身蕁麻疹と咳嗽が出現．近医で牛乳アレルギーと診断されたが，それまでヨーグルト大さじ1/2杯を摂取しても症状はなく，乳製品の摂取を少しずつ継続するよう指導された．1歳8か月，ホットケーキミックス200ｇ（乳成分入り）に牛乳大さじ1杯と豆乳を混ぜたうち，5cm大のホットケーキを1つ摂取した．40分後に連続性咳嗽が出現．抗ヒスタミン薬を内服したが喘鳴を伴い，皮膚発赤と瘙痒が全身に拡大したため当院初診となった．
- **既往歴**：0歳よりアトピー性皮膚炎を発症．1歳6か月，クルミのパン摂取でアナフィラキシー．
- **初診時所見・検査所見・対応**：連続性咳嗽，全身皮膚発赤と膨疹あり．両肺野に呼気性喘鳴を聴取．アナフィラキシーと判断してアドレナリン0.1mgを筋注し，喘鳴は速やかに消失した．入院加療とし，皮膚症状が残存していたため抗ヒスタミン薬内服とステロイド点滴静注を行った．血液検査で総 IgE 3,594 IU/mL，特異的 IgE（RAST）　牛乳 100 U$_A$/mL 以上であった．
- **経　過**：アトピー性皮膚炎のコントロールが不良であり，ステロイド外用で湿疹改善後，プロアクティブ療法を指導したが季節や環境の変化に伴う増悪と軽快をくり返している．牛乳0.5mL

相当を日常的に摂取しているが，3歳1か月時に行った食物経口負荷試験では牛乳1 mLの摂取でアナフィラキシーを認めた．

診断・治療のポイント

微量の抗原摂取でアナフィラキシーを発症した既往のある児では，注意して抗原摂取の指導をする必要がある．しかし，安易に完全除去を強いるのは望ましくなく，必要最小限の除去にすべきである．このケースでは，初診時の1歳8か月時点では母が作ったバター入りの食パン1枚分は症状なく摂取可能であり，バターの使用量から牛乳0.5 mL相当は摂取できると計算した．乳成分を含む母の手作り食パン，および一部の市販された食パンを日常的に摂取することで微量の牛乳の摂取を継続した．乳児期にアナフィラキシー発症する以前から乳製品は摂取していたことから成長とともに牛乳の摂取許容量が増加することを期待したが，初診時から約2年間，牛乳特異的IgEは100 U_A/mL以上と高値のまま推移し，経口食物負荷試験で確認した牛乳の症状誘発閾値は増加していない．現状では，乳成分を含む食品摂取の拡大につながらず，患者や家族のQOL改善に至っていない．この間，アトピー性皮膚炎に対するプロアクティブ療法で湿疹のコントロールは入院前よりはるかに改善したものの，季節や環境の変化に伴う増悪と軽快を繰り返しており，3歳頃から気管支喘息を発症した．

- 微量摂取でアナフィラキシー発症の既往がある患者においても，完全除去を強いるのは望ましくなく，安全に摂取できる許容量を確認しながら摂取を継続すべきである．ただし，体調不良時や運動時に症状が誘発されやすくなる可能性があるため慎重に対応する必要があり，アトピー性皮膚炎や気管支喘息のコントロールを良好に保つことも必要不可欠である．
- 抗原摂取による症状誘発閾値の変化を確認するため，半年～1年ごとに食物経口負荷試験の実施を検討すべきである．この症例では，微量の抗原摂取でアナフィラキシー発症の既往があるため，入院管理下で負荷試験を行った．
- 牛乳アレルギーにおいて抗原特異的IgE抗体価が高値な場合，また中等症以上のアトピー性皮膚炎を合併する場合は耐性獲得が比較的難しいといわれている[1]．食物経口負荷試験を実施する際には，負荷に伴うリスクについて患者や保護者に十分説明し，慎重に検査を進めていく必要がある．

患者支援のポイント

- エピペン®を処方し，食物アレルギー緊急対応時マニュアルを用いながら緊急性の高いアナフィラキシー症状，およびエピペン®を投与するタイミングや使用方法について家族に説明した．エピペン®の初回処方時には，使用方法など特に詳細に説明する場合が多いと推測される．しかし，約1年後の再処方時に使用方法を再確認すると，手技のぎこちなさが目立つことは珍しくない．未使用のエピペン®は保護者に段ボールなどに打ってもらってから回収すると，より実践的な指導ができる．エピペン®処方時以外のタイミングで小児アレルギーエデュケーター（PAE）などによる定期的指導も行うのも好ましい．
- 集団保育開始前に，給食は牛乳の完全除去食での対応が必要であることを管理指導票に記入し，エピペン®の管理や使用方法について園と確認し，自宅以外でのサポート体制を万全にすることが望ましい．
- 牛乳の摂取に制限がある患者では，カルシウム摂取量が不足する場合が少なくない．豆乳などの大豆製品，小骨ごと摂取できる魚など，カルシウムを乳製品以外の食品から積極的に摂取できるよう具体例を示しながら指導するとともに，定期的に身長や体重を測定し

て成長曲線上の変化を確認する必要がある.
- アトピー性皮膚炎のコントロールがよくない場合,スキンケアが不十分であったり,ステロイド外用法が適切でなかったりする場合が多い.一度説明をしても時間経過とともに「自己流」に戻ることが少なくないため,PAEなどによる定期介入で患者の知識を再確認することが望まれる.

● 文 献 ●

1) Wood RA, et al. : *J Allergy Clin Immunol* **131** : 805-812, 2013

獨協医科大学の食物アレルギー教室について

齊藤克枝 獨協医科大学病院栄養部

平成23年度栃木県職員研究規定によりFood allergy Care自主研究グループが立ち上がった.平成24年4月から吉原重美獨協医科大学医学部小児科主任教授を委員長として,栃木Food allergy Care研究会としてその活動を継続することとなった.地域に向けた食物アレルギー疾患にかかわる啓発活動を行うために,平成24年度から獨協医科大学病院で毎年食物アレルギー教室を開催している.参加者は,獨協医科大学病院に通院する就学前の0～6歳児で,卵,牛乳,小麦,大豆など様々な食物アレルギーを持つ子どもと,その保護者を対象としている.食物アレルギー教室ではまず,「適切な診断に基づく除去食療法」「食物アレルギー症状出現時の対応」について,吉原重美教授,小児科学の福田啓伸学内助教より小児アレルギー専門医の立場からの講義を行い,「食物アレルギーの除去食と代替食」「加工食品のアレルギー表示及び外食における注意点」「保育所,小学校等の集団給食を利用する前に準備しておくこと」「災害に備えた緊急時の対応」「アレルギー対応食品の原材料と特徴」などについて,病院,学校,行政の管理栄養士がそれぞれ担当分野について講義を行っている.

そして,参加者はおよそ同じアレルゲンを持つ対象者ごとにグループに分かれ,アレルギー症状が出た時の様子や日常生活で困っていることや工夫していること,食事での悩みなどを話し合い,活発な意見交換が行われている.また,同時に株式会社療食サービスの協力のもと,対象者が通常食べることができない乳製品や小麦粉製品に対応したアレルギー食品の試食会を行っている.子どもたちは,普段食べたくても食べることができないアイスクリームやケーキを食べることができ,「初めて食べたけど美味しかった」など喜びの声がたくさん聞かれている.この試食会を通して食べ物の選択肢が増え,患児および家族のQOLの向上にも役立っていると感じている.

さらに,教室ではアンケート調査も実施している.食物アレルギー児を持つ保護者の多くは食物アレルギーの症状や治療,食生活を含めた日常生活において不安を抱えながら生活している現状がある.その不安から自己判断で不適切な治療や除去食を行うことがあり,乳幼児の適切な発育が妨げられている状況もある.このことから,食物アレルギー教室の有用性や対象者の心理的な変化を検討するために,教室実施前と後にアンケートを行っている.結果からは,治療方針や薬剤の使用,食事療法,加工品の知識については,改善率が比較的高いが,惣菜・菓子,外食などの利用や集団生活にかかわる不安などについては,改善率が低いことがわかった.なお,参加者の9割近くが栄養食事指導を希望していることもあり,適切な情報の提供や保護者の不安軽減のための支援と栄養相談の充実を図ることが必要であることも明らかになったため,定期的に食物アレルギー教室を開催している.

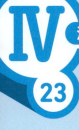

IV 治療に工夫を要した症例・難渋した症例

CASE 23 保護者の自己判断による摂取確認で除去解除を進めていった鶏卵アレルギー例

▶北原　望　国立病院機構栃木医療センター小児科

click

- 家族が医療従事者であったことから自己判断による自宅での積極的な抗原摂取が進められ，アナフィラキシー発症から1年で集団生活での除去が不要となった症例である．
- 自宅での摂取時にアナフィラキシーを起こしており，決して安全な経過ではなかった．食物アレルギーの治療は家族とコミュニケーションをとり安全に進めていくことが必要である．

CASE 23

9か月　男児

●耐性獲得が早期となった症例（アナフィラキシー発症例）

- **家族歴**：父；気管支喘息，アトピー性皮膚炎．兄（5歳）；気管支喘息，アトピー性皮膚炎．兄（3歳）：気管支喘息，アトピー性皮膚炎．
- **主訴**：蕁麻疹および喘鳴．
- **現病歴・既往歴・基礎疾患**：生後3か月よりアトピー性皮膚炎．生後9か月時に茶わん蒸し半分摂取し，90分後より咳嗽とともに嘔吐．その後，連続性咳嗽・喘鳴・全身の蕁麻疹が出現した．
- **初診時所見・身体所見・検査所見・初診時対応**：初診時の血液検査で特異的IgE（RAST）卵白54.9 U$_A$/mL，オボムコイド22.5 U$_A$/mL．鶏卵は除去とし今後食物経口負荷試験を検討した．
- **経緯**：父が医療従事者であり，自宅にあった抗ヒスタミン薬を内服し気管支拡張薬吸入を1回行った．吸入直後に咳嗽は消失．蕁麻疹も翌日には消失．今後の方針相談のため後日当院を受診した．
- **処方**：予備薬として抗ヒスタミン薬および気管支拡張吸入薬を処方した．
- **経過**：臨床経過より鶏卵によるアナフィラキシーと診断．鶏卵を完全除去とした．1歳2か月時に固ゆで卵黄1個の経口食物負荷試験を行い陰性．1歳3か月時に飲食店で前日にゆでられたゆで卵の卵黄を食べさせた際に連続性の咳嗽と口周囲の発疹が出現．1歳5か月頃より母の自己判断で卵が含まれるパンを摂取するも症状はなかった．1歳6か月時に血液検査で特異的IgEの低下（卵白 19.0 U$_A$/mL，オボムコイド 3.20 U$_A$/mL）を確認し，少量の卵白が混入した加熱卵黄1個分の負荷試験を行い陰性．その後は母の自己判断で摂取が進められ，1歳11か月の受診時には集団生活での除去が不要な状態となった．

表 加工食品の鶏卵含有量

加工食品	鶏卵含有量
固ゆで卵黄 （ゆで卵から素早く黄身を取り出したもの※）	原則卵白が含まれない ※ゆで卵をしばらく放置すると卵白成分が卵黄に含まれてしまう
少量の卵白が混入した加熱卵黄1個分 （生卵から黄身を取り出したものを加熱）	全卵 1/10 ～ 1/20 個分の卵白が含まれる
ハム，ベーコン，ウィンナー　1枚または1本	全卵 1/20 個に相当
ビスケット，クッキー　1枚	全卵 1/20 個に相当
ドーナッツ　1個	全卵 1/4 個に相当
カステラ，ケーキ　1切	全卵 1/2 個に相当
茶わん蒸し，プリン，マヨネーズ，シュークリーム	低加熱料理※ ※卵は加熱により抗原性が著しく異なるため注意が必要

（伊藤浩明（監修），あいち小児保健医療総合センターアレルギー科（作成）：おいしく治す食物アレルギー攻略法．アレルギー支援ネットワーク，2014 を元に作成）

診断・治療のポイント

- 初診時に鶏卵摂取2時間以内に皮膚症状と呼吸症状が認められたことから鶏卵摂取によるアナフィラキシーと診断した．喘鳴と軽い呼吸困難を伴い，アナフィラキシーの重症度はグレード2とした．緊急時の対応について家族へ説明した．乳児で体重が10 kg未満であったためアドレナリン自己注射薬（エピペン®）は処方しなかった．今後，集団生活が始まる際や体重が増加した際には処方が必要である旨を伝えた．呼吸症状を伴ったため，緊急時の対応として気管支拡張薬の吸入を行うこととした．

- 鶏卵アレルギーの発症が乳児期であり自然耐性獲得が期待できるため，誤食歴などを注意深く聞き出しながら，必要に応じて血液検査を行うこととした．飲食店で前日にゆでられたゆで卵の卵黄でアナフィラキシーがあったため，ゆで卵の放置による卵黄部分に染み出す微量卵白の摂取がアレルギー症状発症の誘因と考え，しばらくは除去継続が必要と考えられた．しかし，その後自己判断で卵が含まれるパンを摂取．症状がなかったため早期に負荷試験を実施し陰性を確認することができた．その後も自己判断でさらなる摂取が進められ除去解除が進んだ．血液検査は耐性獲得の参考になるため，誤摂取などから耐性獲得が予測されるたびに行った．

患者支援のポイント

- 鶏卵アレルギーは比較的耐性獲得しやすいことを説明し，負荷試験を行いながら食べられることが可能な量を確認しながら進めていく方針とした．アナフィラキシーの既往があったため，負荷試験は基本的に入院で行い，リスクを減らすため負荷量を少しずつ増やしていく旨を伝えた．また，加工食品の鶏卵含有量についても表を用いて説明した．それにより，患者が現在どれぐらい食べることができるのか理解しながら安心して摂取を続けることが可能となるためである（表）．ただし，加工食品は製造元により抗原含有量は異なることや製品改良に伴い含有量の変更の可能性がある．表はあくまで参考として加工食品については安全に食べられることが予測される量で摂取するよう指示した．

- アナフィラキシー病型の場合は，よりリスクの説明や摂取方法についての十分な説明が必要とされる．今回のケースでは十分な説明であったにもかかわらず患者家族が医療従事者であったため自己判断での摂取が行われた特殊なケースであった．そして，結果的には幸運にも重篤な事態とならずに早いペースでの卵除去解除に至った稀なケースであった．しかし，その過程において誤摂取によるアナフィラキシーも起こされており，最悪の場合命にかかわる結果を招く可能性もあり決して

推奨される方法とはいえない．食物除去の解除を進めていくうえでは患者家族との十分なコミュニケーションをとり，安全に進められていくことが望ましい．

Column 食物負荷試験の保護者の不安について

玉村尚子　獨協医科大学看護学部

2008年から外来で食物経口負荷試験（以下，OFC）の保険点数が算定されるようになり，多くの患児が外来でOFCを受けている．食物アレルギー（以下，FA）の治療の基本は，正しい診断に基づく必要最小限の原因食物の除去である．OFCは，FAの最も確実な診断法であり，OFCを受ける児の保護者は，除去食解除や食べられる食材が増えることを期待する一方で，それまで除去を続けてきた食品を摂取開始することに不安を抱いている．

著者が2014年に乳幼児期のFA児をもつ母親104名を対象にOFC後の除去食解除に抱く不安とその影響要因を調査した結果，OFC直後の母親の不安は，母親がOFCの検査結果に納得している，原因食物を食べた後の不快症状出現に対応する方法がわかる，夫がFA児の育児に協力しているとOFC前よりもOFC直後の不安が有意に低下していた（表）．一方，OFCを行う食品で過去にアレルギーが出現していると，OFC直後の母親の不安は上昇した[1]．

つぎに，除去食解除に対する不安には，非即時型アレルギー出現への不安，アレルギー反応への不安，体調により症状が出現することへの不安，アナフィラキシーに対する不安があった．また，保護者は，除去食解除後の量や進め方がわからない，子どもが食べてくれるか心配，誤食に対する不安を抱いていた[2]．

このことから，医師や看護師，栄養士などの多職種が連携し，子どもの成長・発達に沿って，母親が自信をもちFA児の食生活を含めた育児を遂行できるように母親の思いを傾聴しながら，不安を受け止め，母親が必要としている情報や知識を具体的に把握し，支援していくことが求められている．

● 参考文献 ●
・Spielberger CD（著），水口公信・下仲順子・中里克治（作成）：STAI使用手引（増補版）10．三京房，2012

● 文　献 ●
1）玉村尚子，他：日小ア誌 **29**：524，2015
2）玉村尚子，他：日小難喘ア誌 **13**：142，2015

表 不安と食物アレルギー児の環境，食物経口負荷試験の納得度について（n = 104）

	状態不安					特性不安				
	低群（n = 56）		高群（n = 48）			低群（n = 54）		高群（n = 50）		
	n	%	n	%	p値[a]	n	%	n	%	p値[a]
献立を考える負担あり	31	56.4	32	66.7	0.285	29	53.7	35	70.0	0.088
調理する負担あり	31	56.4	22	45.8	0.286	25	46.3	29	58.0	0.233
原因食物を食べた時の症状出現の対応できる	48	88.9	35	73.0	0.039	46	85.2	38	77.4	0.318
食品に記載されたアレルギー表示が分かる	51	94.4	48	100	0.144	52	96.3	48	98.0	0.537
夫がFA児を育てることに協力してくれる	52	96.2	38	59.2	0.007	49	90.8	42	85.7	0.427
OFCの結果を納得している	47	85.5	29	60.4	0.004	43	79.6	34	68.0	0.177

a：カイ二乗検定
＊状態不安とは，自律神経の興奮などを伴う一時的，状況的な不安であり，特定不安とは，ストレス状況に対して状態不安を喚起させやすい傾向であり，比較的安定した個人内特性と捉えられる．

IV 治療に工夫を要した症例・難渋した症例

CASE 24 経口摂取増量中に好酸球性胃腸炎を発症した例

▶犬塚祐介　西田光宏　浜松医療センター小児科

click

- 卵と小麦の経口摂取を増量中に蛋白漏出性胃腸炎を伴う好酸球性胃腸炎を発症し，食物の除去により速やかに改善した症例である．
- 最近は，閾値の上昇や早期の耐性化を期待して経口免疫療法も試みられているが，好酸球性胃腸炎発症のリスクを念頭におき，些細な症状にまで注意して施行すべきである．

CASE 24

1歳3か月　男児

●アレルギー原因食物の連日摂取による好酸球性胃腸炎，蛋白漏出性胃腸症

- **家族歴**：母；蛋白尿(自然軽快)．母方祖父；蛋白尿(自然軽快)．
- **主訴**：浮腫，軟便．
- **現病歴・既往歴・基礎疾患**：生後9か月頃より卵，小麦，牛乳に対する食物アレルギーがあり，1歳2か月頃から乳製品の除去と卵と小麦に対する少量経口摂取が開始された．ウイルス性胃腸炎罹患後に便が腐敗臭を伴う暗緑色に変化した．その後，眼瞼，下肢の浮腫を認めたため，1歳3か月時に開業医受診して，浮腫の精査目的に当院受診となった．
- **初診時所見・身体所見・検査所見・初診時対応**：初診時の検査所見で，白血球 22,390/μL，末梢血好酸球数 2,687/μL，赤血球 377×10^4/μL，Hb 9.6 g/dL，Ht 31.0%，血小板 76.3×10^4/μL，CRP 0.09 mg/dL，総蛋白 3.1 g/dL，アルブミン 1.7 g/dL，IgG 55 mg/dL，鉄 48 μg/dL，フェリチン 11.8 ng/mL と低蛋白血症，好酸球数増多，IgG低下，貧血を認めた．また，牛乳，卵白，小麦に対する特異的 IgE は，それぞれ 1.83 U$_A$/mL，43.3 U$_A$/mL，21.0 U$_A$/mL と陽性であった．OVA，乳に対する ALST 陽性であった．尿蛋白は陰性で便潜血は陽性であった．身体所見として，眼瞼，下肢に著明な浮腫あり．画像所見として，腹部単純X線，腹部エコーで異常なし．浮腫の精査目的に入院とした．
- **入院後経過**：入院後に施行した ^{99m}Tc シンチグラムで，胃腸からの蛋白漏出を確認した（図1）．治療として卵，小麦，牛乳の除去食としたところ，症状と血液検査は改善した．また，入院中は，鉄剤の内服と2回アルブミン製剤の投与を行った．その後も経過良好で，入院18日目に退院した．

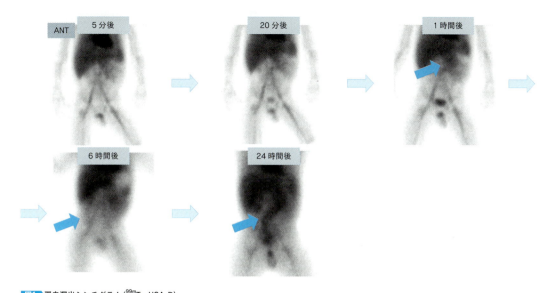

図1 蛋白漏出シンチグラム(99mTc-HSA-D)
投与1時間で,胃壁またはその内腔と考えられる部位に集積がみられ,6時間後には上行結腸,24時間後にはS状結腸,直腸に集積像を認めた.

診断・治療のポイント

好酸球性胃腸炎は好酸球性消化管疾患の一つであり,IgEを介した反応と細胞性免疫の混合による疾患と考えられている.好酸球性胃腸炎には,さらに粘膜主体型,筋層主体型,漿膜下主体型の3型に分類される.粘膜主体型が最多で,食物アレルギーの関連が強く,低蛋白血症や,鉄欠乏性貧血を起こしやすいとされる[1].

好酸球性胃腸炎の診断には,内視鏡検査による生検が必須であるが,今回は両親の同意が得られなかったため内視鏡が施行できず,確定診断には至らない.しかし,末梢血好酸球の著明な増多,卵,牛乳,小麦の除去のみでの症状改善,食物アレルギー歴から好酸球性胃腸炎と蛋白漏出性胃腸症と診断した.

本症例は,もともと食物アレルギーが基礎疾患にあり,卵,小麦の連日少量摂取により,好酸球性胃腸炎が発症し,好酸球増多と蛋白漏出性胃腸症が発症したと考えられる.そして,消化管での蛋白漏出と吸収障害により,低蛋白血症,鉄欠乏性貧血,免疫グロブリンの低下が生じたと考えた(図2).

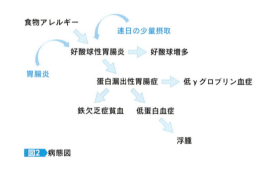

図2 病態図

本疾患の治療にはステロイド薬,抗ロイコトリエン受容体拮抗薬,トシル酸スプラタスト,抗ヒスタミン薬の内服がある.本症例は,上記の薬物は使用せず,卵,小麦,乳製品の除去のみで速やかに症状は改善した.その他にも,乳製品,卵,魚介類,大豆,小麦,ピーナッツなど6種を同時に除去する方法もあり,好酸球性食道炎では効果を認めているため,好酸球性胃腸炎での応用も期待される.

今後は,原因食物を同定するため,疑わしい食物を一品ずつ負荷試験する必要がある.

▶ 食物アレルギーに対する経口免疫療法中の児に遷延する消化器症状を認めた際は,即時型反応としての消化器症状のみでなく,好酸球

性胃腸炎も鑑別にあげる必要がある．
- 好酸球性胃腸炎の治療には，薬物療法の選択もあるが，原因食物の除去のみで軽快することもある．

患者支援のポイント

- 保護者，医療機関との連携が重要である．アレルギー原因食物を摂取中に，遷延する下痢やむくみなどが生じた場合には必ず病院を受診するように指導する．
- アレルギー原因食物を摂取する際は，または経口免疫療法を開始する際は，即時型反応のみではなく，本疾患のような慢性の経過を辿るものもあり，保護者にはそのリスクについてもしっかりと説明，指導しておくことが必要である．

● 文　献 ●

1) 山田佳之：小児内科 46 2014 増刊号　小児疾患診療のための病態生理 1．改訂第 5 版，東京医学社，567-571，2014

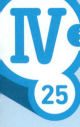

IV 治療に工夫を要した症例・難渋した症例

CASE 25 牛乳アレルゲン除去調製粉乳（MA-mi®）によるアナフィラキシー例

▶三井直弥　三井病院小児科

click

- 食物アレルギーの関与する乳児アトピー性皮膚炎では，食物に対するIgE抗体の感作が先行して，原因食物の摂取によって即時型症状を合併することもある．
- 家族の食物アレルギーに対する不安はとても強いことがあり，気持ちを理解することが大切である．その結果，家族との信頼関係を築くことができ，サポートすることが可能となる．

CASE 25

7か月　男児

● 食物アレルギーの関与する乳児アトピー性皮膚炎と診断した児の牛乳アレルゲン調製粉乳によるアナフィラキシー

- **家族歴**：母；アトピー性皮膚炎．
- **主　訴**：蕁麻疹，呼吸器症状．
- **現病歴**：生後4か月で全身の湿疹を主訴に当院初診．
- **初診時所見・身体所見・検査所見・初診時対応**：体幹，顔面を中心に一部痂皮化を含む浸潤性紅斑を認めた．初診時対応として洗い方とヘパリン類似物質（ヒルドイド®ソフト）を用いたスキンケアと，プロピオン酸アルクロメタゾン（アルメタ®）による薬物療法について指導．血液検査でWBC：7,830/μL（好酸球：11.0%），総IgE：767 IU/mL，特異的IgE（U$_A$/mL）：卵白：79.3，オボムコイド：≦0.34，牛乳：≧100，β-LG：35.0，カゼイン：≧100，TARC：6,932 pg/mL．プリックテスト（膨疹径；長径×短径）：卵白 27×12 mm，乳 18×7 mm．
- **経　緯**：当面保育園に預ける予定もなかったため，診療経過，各種検査結果をふまえて1歳まで卵・乳を完全除去の方針であった．しかし，母が突発性難聴の治療でステロイドを使用するため受診先から授乳不可でミルク準備の指示あり．治療当日，購入してあった牛乳アレルゲン除去調製粉乳 MA-mi® 10 mL を飲ませたところで全身に膨疹を認め，受診となった．
- **症　状**：全身膨疹，鼻汁，嗄声，呼気性喘鳴，軽度犬吠様咳嗽を認めた．SpO$_2$：94〜95%．
- **治　療**：β$_2$刺激薬吸入，酸素投与，0.1%アドレナリン筋注，輸液，ヒドロコルチゾンコハク酸エステルナトリウム（ソル・コーテフ®）静注で軽快．3時間経過観察の後，帰宅．発症後はミルクについては完全除去とし，どうしても必要な場合は必ず相談するよう強く伝えた．

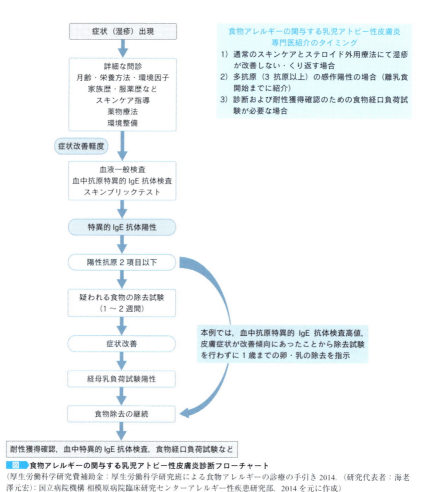

図 食物アレルギーの関与する乳児アトピー性皮膚炎診断フローチャート
(厚生労働科学研究費補助金：厚生労働科学研究班による食物アレルギーの診療の手引き 2014. (研究代表者：海老澤元宏)：国立病院機構 相模原病院臨床研究センターアレルギー性疾患研究部, 2014 を元に作成)

診断・治療のポイント

- 本症例では，母の判断で児に MA-mi® を飲ませるに至った要因が重要であった．
- 診断は，食物アレルギーの関与する乳児アトピー性皮膚炎（図）[1]．当面母乳栄養が継続できる環境にあり，特異的 IgE 抗体価高値，プリックテスト陽性の検査結果から 1 歳まで卵・乳について完全除去の指示としていた．
- しかし，母は日常生活だけでなく，災害時にアレルギー対応食品を入手できるか不安があり，それが自ら牛乳アレルゲン除去調製粉乳を探す要因となってしまった．
- 実際にドラッグストアで標準調製粉乳の説明，栄養相談を行っていた栄養士の助言に基づいて MA-mi® を購入しているが，牛乳アレルゲン除去調製粉乳の缶には，「医師に牛乳タンパク質摂取制限を指示された場合に限り必ず医師，管理栄養士等のご指導に従ってお使いください」となっている．今回も栄養士からの助言であり，不安がなかった．

患者支援のポイント

- 家族の食物アレルギーに対する不安は強いことが多く，その思いを傾聴し，理解する必要がある．
- 家族は言葉に出すことによって不安が減少もしくは解消され，その結果お互いの信頼関係を築くことができる．

- 通常の外来診療だけでは難しいこともあり，栄養士による栄養指導や，可能であれば医師・看護師・栄養士が同席して話をする時間を設けるのも一つの方法である．
- 治療用ミルクにも牛乳アレルギーの発症のリスクがあり，重症度に合わせた製品の選択が必要である．

● 文 献 ●

1) 厚生労働科学研究費補助金：厚生労働科学研究班による食物アレルギーの診療の手引き 2014．（研究代表者：海老澤元宏）：国立病院機構 相模原病院臨床研究センターアレルギー性疾患研究部，2014

Column　かかりつけ薬局の重要性

須田達也　ふれあい薬局

13歳の少年の母が来局された．初回質問票からカイ・エビ・カニ・イカ・タコに対してアレルギーがあるとわかった．また，お薬手帳より複数の病院や薬局を利用していることがわかった．母いわく，給食を食べアナフィラキシーショックを起こし，大学病院へ入院．退院後，自宅近くの病院に通院し，アドレナリン自己注射薬（エピペン®）を処方されたとのことだった．

初めて薬局を利用する際，多くの調剤薬局では患者に既往歴やアレルギー歴を確認するための初回質問票を記入してもらう．薬剤師は質問票と処方薬の内容，お薬手帳や患者とのやり取りから適切な処方であるかを判断し，調剤・監査・服薬指導を行う．

しかし，「ただ薬を飲むだけじゃないか…」「早く薬を出してくれるだけでいいのに…」「薬剤師に自分の病気のことをまた話さなければならないのか…」など薬剤師からの服薬指導を疎ましく思う方がいることも事実である．

吸入薬や自己注射薬などの操作に特徴のある薬や，食前や空腹時ではないと効果の出ない薬がある．正しい薬の飲み方や注意点を理解することで薬の効果を最大限に発揮させ，副作用を最小限に抑えることができる．また複数の医療機関を受診することで，併用禁忌の薬や既往歴に対して禁忌の薬が処方されることも珍しくはない．同じ医療機関でも，アレルギー歴が見落とされ以前アレルギーを起こしてしまった薬と同系統の薬が処方されてしまうこともある．

医薬分業のメリットとして，医師は自由に処方薬を選択できるため患者にとって最適な薬を選択することができる．患者にとっては病院と薬局，2つの医療機関を利用しなくてはならないことが負担にはなるが，自宅から近いなど都合のよい薬局や信頼できる薬局を自由に選択することができる．

かかりつけ薬局として利用する薬局を1つに絞ることで，薬剤服用歴の管理が1か所になるため，複数の医療機関からの薬の重複や相互作用のチェックもでき，副作用の予防や早期発見，薬物アレルギーの予防にもつながる．薬の説明はもちろん，市販薬や健康食品を含めて健康管理全般について24時間電話などでも相談を受けることができる．また，記憶に新しいところで，2017年にエピペン®の動作不良の可能性のため製品回収があった．薬品の製品不良など情報が出た際，かかりつけ薬局を利用することで速やかに製品の情報を得ることができる．

薬局は，患者にとって，これから使う薬が医師の診断に沿った正しいものかを確認する最後の場所となる．薬局で働く薬剤師は，患者が安心して安全に薬を使うことをサポートしている．薬局では処方後の薬のことでも，医師に聞くほどではない些細なことでも，何でも相談に乗っている．ぜひ，かかりつけ薬局を持ち，薬局をもっと利用してもらいたい．

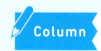 大規模災害で明らかになった食物アレルギー支援にかかわる被災地の課題と自治体などにおける防災対策

池内寛子　県西健康福祉センター(栃木県)

各県，市町村などの公的機関の災害時の対応については，平成18年に「災害時要援護者の避難対策に関する検討会」が報告した災害時要援護者の避難支援ガイドラインを受けて，災害時要援護者とよばれる高齢者や妊婦，乳児等の避難支援対策を推進してきた．しかし，東日本大震災では，避難生活が長期化したことにより，食物アレルギーなどの特別な食料支援等が必要となる避難者の課題が明らかになった．

東日本大震災の食物アレルギー児の避難状況においては，食物アレルギーに対応した食料の備蓄や配給がなく，食べるものがないため避難所を退所せざるをえない状況や避難所などの集団生活の中で症状を起こしながら食べざるを得ない状況などの実態があった．また，物資集積所などでは，支援者が食物アレルギー対応の物資の用途を知らず放置し，また疾患のない子どもにアレルギー対応食を提供してしまうなど，支援者や避難者の疾患の理解不足によって食物アレルギー児への食料支援を遅延させた課題があげられた．食物アレルギーを持つ子どもたちの災害支援で重要な点は，平常時はアレルゲンとなる食品などに接触しない限り，健常者と同等の生活を送るが，災害発生時には適切な食品の入手が困難となり災害時要援護者になることである．このことから，食物アレルギー児の避難支援を迅速かつ適切に進めるためには，平常時から食物アレルギー疾患にかかわる理解促進を図り，自助・地域の共助による防災対策に取り組む必要がある．取組みとしては，自治体などは，平常時は地域の各関係機関などと連携を深めた防災対策を進め，食物アレルギーを持つ子どもとその家族へは啓発を行う．また，食料の確保については，自己備蓄を啓発するとともに，地域で食物アレルギー児に対応した食料備蓄

図　平常時から食物アレルギーを持つ子どもが備えておくこと

を行う．さらに，平常時には食物アレルギーに対応した備蓄食を利用した献立などを作成し，発災後に安全と栄養が確保された食料支援が迅速に行える体制づくりも必要であろう．参考までに，災害時に特別な食料支援が必要になる食物アレルギーを持つ子どもの避難支援を課題として，栃木県内の関係機関の職員が自主研究グループ(Food allergy Care)を発足して，自助・共助による防災対策について作成した資料の一部を図に示す．

Column 獨協医科大学サマーキャンプの紹介

阿部利夫　土屋小児病院

当院のサマーキャンプの歴史は古く，平成29年度で第28回目になります．小児科前々市村教授の指導のもと，現吉原教授が中心に開催するようになりました．第1回は『喘息サマーキャンプ』として2泊3泊で開催され，喘息発作の不安のため生まれてから一度も外泊をしたことがない患児も参加されたことが心に残っています．場所は獨協医科大学新甲子研修所を利用していましたが，食事はスタッフが作成する必要があり，スタッフの多くが食事作成に時間を取られ必ずしも理想としたサマーキャンプはできませんでした．しかし近くに小川があり，水浴びをしたりスイカ割り等をして，子どもたちは生き生きした目をし，疲れたスタッフを横目に楽しんでいました．徐々に参加者が増加し50名を超えるようになり，よりよいサマーキャンプを目指して第9回(1998年)より宿泊場所をとちぎ海浜自然の家に変更しました．さらに，期間を3泊4日に拡大し，獨協医科大学看護専門学校のボランティア組織である「糸でんわ部」の協力の下，プログラム内容を充実させることができました．最近では，獨協医科大学看護学部のボランティアも参加し協力をいただいております．プログラム内容は，勉強会・喘息体操・スタッフの喘息体験談報告や自分たちで作るカレー作りやイカダ作りという共同作業，そしてメインイベントであるキャンプファイヤーです．

2011年，東日本大震災が発生し，放射線の問題がニュースで取り上げられ中止の危機にさらされたこともありましたが，風評に惑わされず科学的なデータを収集し，2泊3日に期間を短縮してサマーキャンプを継続することができました．

しかし喘息治療の向上に伴い喘息の重症者が激減した結果，参加者は徐々に減少していきました．そのため，最近のアレルギー患児の状況を考慮し第27回(2016年)から『アレルギーサマーキャンプ』に名称を変更し，以前から行われていた吸入指導等以外に，スキンケアの実技指導を実施しました．その指導の結果，参加後に皮膚の状態がよくなったと多くの保護者から好評で，感謝の声も寄せられました．今後は，食事指導などによりプログラム内容を充実させる予定です．

最後に，サマーキャンプが今日まで継続できているのは多くのボランティアの医師・看護師・看護学生，医学生等の協力が得られた結果です．心から感謝致します．

V 医療スタッフ・学校関係者等の介入が重要な症例

V 医療スタッフ・学校関係者等の介入が重要な症例

概説2
小児アレルギーエデュケーターによる介入と疾患教育の重要性について

▶ 福田典正　グリムこどもとアレルギーのクリニック

情報収集とコミュニケーション

　食物アレルギー管理の質的向上には，保護者をはじめ患児本人や学校・行政に対する多面的な働きかけが必要である．一方，疾患教育やコミュニケーションには多大な時間が必要で，時間の限られた医師だけでは十分な対応が困難な場合が少なくない．小児アレルギーエデュケーター（PAE）による情報収集とコミュニケーションは食物アレルギーの疾患管理向上に大きな力となる．

分かりやすい教育

　小児期は年齢層が広く，疾患管理は保護者や周囲の成人が中心の時期から，患児本人による自律的な対応に変化する過渡期に当たる．食物アレルギー・エピペン®教育も，年齢，理解力や環境に応じてその時点で患児保護者にもっとも望ましい形で行われなければならない（図）．患児保護者の理解状況を把握し，十分な疾患教育を行うためにもPAEは重要な役割を果たし得る（表）．

学校や社会でも活躍

　学校側や行政側にも食物アレルギーに関する不安や心配が少なくない．PAEの優れた教育・コミュニケーション能力は園・学校での講習会，また教職員が病院を訪れた際にも発揮される．さらに，医療機関側と学校・行政機関との情報の共有などPAEの活動範囲は多岐にわたる．以下に具体例を例示して解説する．

9歳3か月　男児
●アドレナリン自己注射器（エピペン®）の説明をPAE中心に児主体に行い，実際に使用できた事例

- **家族歴**：弟（6歳）；アトピー性皮膚炎，食物アレルギー（牛乳）．
- **主　訴**：ピーナッツ摂取後のアナフィラキシー症状．
- **現病歴・既往歴・基礎疾患**：
　4歳時にピーナッツ（菓子パン）を摂取し，口唇腫脹，蕁麻疹，嘔吐が出現し救急外来を受診した．外来検査でピーナッツ陽性を指摘され，ピーナッツやナッツ類を除去していた．
　5歳5か月時に自宅でミックスナッツを摂取し，全身の蕁麻疹，咳嗽・喘鳴，嘔吐が出現し当院を救急車で受診した．来院時，軽度の呼気性喘鳴（SatO$_2$ 99 % room air），全身の蕁麻疹，口唇の腫脹を認め，アナフィラキシーを考慮し検査施行．総IgE 326 IU/mL．ピーナッツ：43.5 U$_A$/mL，カシューナッツ＜0.34 U$_A$/mL，アーモンド＜0.34 U$_A$/mL，ブラジルナッツ＜0.34 U$_A$/mL，ハシバミ＜0.34 U$_A$/mL．ピーナッツの完全除去とし，エピペン®導入．まずは保護者を中心にPAEが教育介入した．Ara h 2測

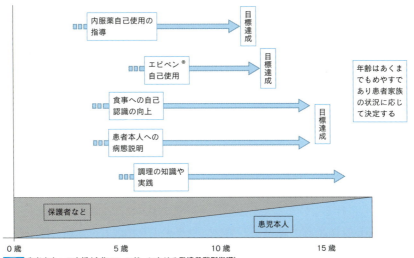

図 患者本人への支援（食物アレルギーにおける発達段階別指導）
（小児アレルギー学会（作成），西牟田敏之，西間三馨，森川昭廣（監修）：小児気管支喘息治療・管理ガイドライン 2008．協和企画，210，2008 を元に作成）

表 PAE が得意とする分野

アレルギー疾患で共通する点		
・本当の管理状況や治療のアドヒアランスを聞き出すこと		
・治療（の障害）のキーパーソンを聞き出すこと		
・疾患への不安・疑問・本音を聞き出すこと ・服薬や管理のコツをわかりやすく指導すること		
アレルギー疾患各論		
気管支喘息	アトピー性皮膚炎	食物アレルギー
・喘息日誌・PEF の実際	・外用薬の使用法（FTU）	・除去食・代替食の実際
・吸入器・補助器具の実際・メンテナンスやコツ	・日常生活での搔かない工夫・掃除・スキンケア	・エピペン® 指導 ・内服薬指導
・花火やたばこ，掃除などへの注意ポイント	・ステロイドフォビアの有無の確認	・学校・自宅などでの対応状況の確認

定可能後（7 歳 0 か月）の検査でピーナッツ：33.8 U_A/mL，Ara h 2：21.7 U_A/mL．

7 歳 1 か月時に市販の棒々鶏ソースを自宅で誤摂取し，蕁麻疹・嘔吐・喘鳴出現．エピペン®を含む緊急時対応を当院外来の電話指示を受けながら母が行った．誤食事故後，再度 PAE が介入し，理解力に比較的優れた児であることから患児本人への教育関与を徐々に強める方針とした．学校での食物アレルギー講習会などに PAE が協力した．外来では自己注射の練習などの教育を行い，以降も PAE と定期的にコミュニケーションを取り続けた．

9 歳 3 か月時に，学校給食の副食であるピーナッツ和えが誤って付着したかき揚げを摂取し，全身の蕁麻疹と咳嗽・喘鳴，口唇粘膜の浮腫が出現．担任教諭のサポートのもと，エピペン®自己注射と内服薬経口を実施し，当院へ救急車で搬送．到着時の血圧 103/78 mmHg．意識清明．全身の蕁麻疹は残存するも咳嗽は軽度，呼吸困難はなく，喘鳴は聴取せず．外来で点滴からグルココルチコイドと抗ヒスタミン薬の全身投与を受け，症状は消失した．外来で PAE や看護師と日頃怖い（？）医師から行動内容を称賛され，「勇気ある行動をとったで賞」を授与された．

PAEを中心とした食物アレルギーの教育介入

①保護者・患児への情報収集・疾患教育と精神面でのサポート

　食物アレルギー，特にアナフィラキシーを合併する重症例では，保護者は診断時や誤食事故後に強い不安感や自罰感情に苛まれることが少なくなく，心理状況は厳しいものがある．一方，外来の医師の疾患教育は，時間の制約などから「するべきことの指導」に終始しがちで，不安の傾聴などが十分に行えないこともある．このような場合，PAEの保護者・患児からの傾聴により，現時点での心配・懸念を把握することが可能となる．これらの情報は医師・スタッフ間で共有され，患児家族の実情に即した対応が可能となる．PAEは great communicator なのである．

②食物アレルギーの環境整備としての園・学校教職員への疾患教育

・学級担任・養護教諭への説明：外来に担任と養護教諭を来訪させ，学校側の懸念を情報収集し，医師とPAEの双方から食物アレルギー，エピペン®使用法などについて説明を行った．
・学校での講習会など：教育委員会などと相談し，患児の所属する学校で食物アレルギー講習会を実施した．講習会の実習やエピペン®の実技指導にはPAEが参加し指導に当たった．さらに保護者にも同席させ，実習状況を見学し不安点などをPAEや医師に直接質問して不安を解消するように配慮した．

③外来での患児自身への指導

　自己対応可能であれば，患児に対してPAEを中心に実践的な疾患教育を複数回に分けて施行する．患児の理解度に配慮しつつ，自主性を伸ばし，自ら問題解決に導くように工夫することが重要である．当該患児は，PAEとともに当院自作のシミュレーターでエピペン®使用練習を反復し，最終的には自身でエピペントレーナーによる自己注射をほぼ正確にできるようになった．

④患児の情報の共有

　疾患教育の経過は，PAEを介して養護教諭や担任，学校医に報告され，共通理解が得られるように心がけた．園・学校現場の食物アレルギーへの不安に対する相談の窓口としてもPAEは機能した．

　食物アレルギーの対応は，患児の年齢や重症度，保護者の意欲，患児の学校生活環境によって，様々な「正解」が存在する．乳幼児期には患児より保護者や学校・園関係者の教育に重点をおく必要がある．長じて自己対応が可能な年齢であれば，疾患教育は保護者や周囲の成人だけでなく，患児本人に行うことも肝要となる（図）．

　PAEは患児・保護者の不安を傾聴する能力や理解しやすい疾患教育を行う能力に優れている印象を筆者は持つ（表）．医師に言いにくい患者・保護者の心の内面の情報をPAEが収集することで，誤食に至った理由や，対応が十分に行われなかった原因が明らかになることも少なくない．PAEの介入により，疾患教育がより充実し，患児・家族の不安軽減や患児の自己効力感・自尊心の醸成など包括的な疾患理解の向上が可能となり得る．さらにPAEは，病院のみならず，食物アレルギー講習会や，養護教諭・学校関係者，行政との情報交換にも活躍する場を広げている．

　本項ではおもに看護師PAEによる対応の例を取り上げたが，食物アレルギーの疾患教育において，薬剤師PAEは誤食時の使用薬剤やエピペン®の使用の実際について貢献することが可能で，栄養士PAEは実際の食物アレルギーの状態に応じた食事の調理法や栄養相談において貢献が可能である．食物アレルギーのみならず小児アレルギー疾患全般に，PAEの一層の普及と活躍が求められている．

医療スタッフ・学校関係者等の介入が重要な症例

CASE
PAEが介入した鶏卵アレルギーとアトピー性皮膚炎合併の自閉症スペクトラム例

▶飯村昭子　ひまわりこどもクリニック

click

- 自閉症スペクトラム(autistic spectrum disorders：ASD)の児の診療に当たる際，ASD児は五感（視覚，聴覚，触覚，味覚，嗅覚）が過敏，こだわり行動が強いなどの特徴を有していることを理解する必要がある．
- 医療者は「変わらなければ安心」というASD児の特徴に寄り添い，小児アレルギーエデュケーター(以下PAE)と協力して治療を進めることで，高いアドヒアランスを得ることができる．
- 痛みを伴う採血検査の回数を最低限に抑え，抗原量を考えた食事指導を行うことで，ASD児が安心して食物アレルギーを克服することも可能である．

6歳5か月　男児

●自閉症の症状と向き合いアトピー性皮膚炎を寛解に導き，卵アレルギーも改善した症例

- **家族歴**：家族にアレルギー疾患なし．
- **主　訴**：アトピー性皮膚炎(以下 atopic dermatitis：AD)，卵アレルギー．
- **現病歴**：ASDで幼児期から専門病院に通院．生後2か月から湿疹が全身に認められた．生後6か月で卵アレルギーを指摘された．
- **初診時所見**：日本皮膚科学会アトピー性皮膚炎診療ガイドライン[1]で重症度のめやすが中等症（軽度の皮疹が全身的に認められ，強い炎症を伴う皮疹が体表面積の10％未満），強い瘙痒が認められた．血液検査の結果から卵完全除去の指導を受けていたが，家では少量の卵を含む食品は食べていた．当院受診直前に受けた血液検査は総IgE：2,680 IU/L，特異的IgE(U_A/mL) 卵白64.6，オボムコイド28.6，TARC：2,069pg/mL．
- **経　緯**：専門病院を受診するもASDのため血液検査に対するパニックを生じ，病院で十分な指導を受けることができずADが改善しなかった．そのため卵アレルギーも除去食を解除することができなかった．入学を目前に控え当院を受診した．
- **経　過**：両親に付き添われての来院だった．両親ともに児が暴れたり暴言を吐いたりするのを警戒していた．本人の同意が得られるまで採血をしないことを児に約束したところ，児は落ち着いて診察を受けることができた．手足体幹にはプロピオン酸デキサメサゾン(Ⅲ群)を2倍希釈で使

用し，顔は数日手足体幹と同じ薬を使用した後，タクロリムス（プロトピック®軟膏）を使用．頭皮は吉草酸酢酸プレドニゾロンローション（Ⅳ群）を使用した．PAEから軟膏の塗布法を習い，10日後の2回目の受診時には，湿疹が改善していた．プロアクティブ療法[1]の説明をし，2回目終了．3回目受診時には，プロアクティブ療法で皮疹はほとんど消失していた（図）．本人から採血の承諾が得られないため，前医での結果をもとに全卵 1/4 個分の負荷試験を計画した．本人にメニューを選んでもらい，食べてみたいと思ったホットケーキで負荷試験を施行した．結果は陰性で家で食べても問題はなかった．その後，「おいしく治す食物アレルギー攻略法」[2]「乳幼児の食物アレルギー」[3]を参考に同程度の抗原量で本人が好むものを選び，少しずつ卵除去食の解除を進めた（表）[4]．嫌がることなく定期的に通院し，PAEに指導を受け，皮膚の状態や食生活に不安なく生活できるようになった．結局，当院では一度も採血はしていない．

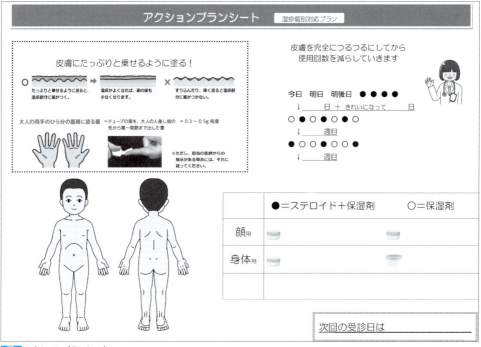

図 ▶ アクションプランシート

診断・治療のポイント

- ADや食物アレルギーの治療を進めるうえで採血による検査は有用である[4]．しかし，ASDの児は注射による痛み，押さえつけられる圧迫感に非常に過敏である．
- 味覚も敏感で，医療側が押しつけた食事メニューを容易に受け入れることはできない[5]．
- パニックを起こさないためにも安心できる医療者が必要である．こだわりがあることから診療も一貫した態度で望む必要がある[6]．
- 本児は，日常診療においてよく認められるAD＋卵アレルギーのケースであったが，ASD児としての対応がうまく行われていなかったため，症状が安定するまでに時間がかかってしまった．

患者支援のポイント

- ASDと向き合い生活している保護者は，その障害の対応だけでも大変な苦労をしている．その状況を理解し，医療者はADや食物

表 負荷試験結果に基づく食事指導用の食品中 OVA, OM 抗原量

負荷商品	食品名	OVA を基準にした摂取可能量	OM を基準にした摂取可能量
12 分固ゆで卵 M サイズ 1/4 個 摂取可能な場合 (12.5 g) OVA 0.3 mg OM 250 mg	卵ボーロ	摂取できず (1/10 個まで)	通常量摂取可能
	ビスケット	(1/5 枚まで)	
	煮込みハンバーグ (全卵 5 g 入)	通常摂取可能 (3 個まで)	
	ハンバーグステーキ (全卵 5 g 入)	少量摂取可能 (2/5 個)	
	マヨネーズ	(0.04 g まで)	
	カステラ (1 切れ：58 g)	(1/240 切れまで)	
	バウムクーヘン (1 切れ：50 g)	摂取できず	
	シフォンケーキ (1 切れ：85 g)		
炒り卵* 1/4 個分 (調理前 12.5 g) 摂取可能な場合 OVA 245 mg OM 320 mg	卵ボーロ	通常量摂取可能	通常量摂取可能
	ビスケット		
	煮込みハンバーグ (全卵 5 g 入)		
	ハンバーグステーキ (全卵 5 g 入)		
	マヨネーズ		
	カステラ (1 切れ：58 g)		
	バウムクーヘン (1 切れ：50 g)	少量摂取可能 (約 30 g)	
	シフォンケーキ (1 切れ：85 g)	少量摂取可能 (約 25 g)	

＊：3 分間かき混ぜながら加熱する
(伊藤節子：食物アレルギー患者指導の実際．アレルギー 58：1490-1496, 2009 を元に作成)

アレルギーを軽減改善させるために児の特徴に寄り添った医療を提供する必要がある．
- 正確な診断，症状の評価を優先するあまり，児の意向を無視した治療にならないよう ASD の児の場合は特に心がける必要があると思われる．特に，五感に過敏であることに留意し診療を進めることは，患者支援のポイントとして重要だと考える．
- 今回，卵の解除を進めるうえで，食品の抗原量から食べられるものを推定し指導することで，児の好みに合わせた解除を進めることができた．児の味覚に合ったメニューを選択するのは大切である．
- 結果として採血を回避することができたのは幸いであった．直前に専門機関で採血を受けていたおかげでもある．必要があれば，信頼関係を十分に築いたうえ，採血を施行しなければならないと考えられる．
- また，PAE による一貫した軟膏指導は児に安心感を与え，自宅での軟膏塗布に積極的に取り組むことができた．ASD 児にとって病院が安心感を得られる場所となることが，何より大切であると考えた．

● 文　献 ●
1) 日本皮膚科学会アトピー性皮膚炎診療ガイドライン作成委員会：アトピー性皮膚炎診療ガイドライン 2016．125, 2016
2) 伊藤浩明(監修)，あいち小児保健医療総合センターアレルギー科(作成)：おいしく治す食物アレルギー攻略法．アレルギー支援ネットワーク，23, 2014
3) 伊藤節子：乳幼児の食物アレルギー．診断と治療社，170-171, 2012
4) 伊藤節子：アレルギー 58：1490-1496, 2009
5) 日本総合病院精神医学会児童・青年委員会：子どものこころの診療ハンドブック．星和書店，129, 2016
6) 白石雅一：自閉症スペクトラムとこだわり行動への対処法．東京書籍，146-147, 2013

CASE 27 PAE（看護師・栄養士含む）と連携対応した頻回誤食例

▶深谷亜矢　芳賀赤十字病院小児科

click

- 誤食においては，食品表示の見方や食卓における管理方法，除去食物に対する知識など，原因を明らかにし，保護者とともに対応を考えることが重要である．
- 保護者・児の日々の生活を支援するために医師，管理栄養士，看護師（小児アレルギーエデュケーター：以下PAE）が情報を共有し，連携していくことで誤食を防ぐことや生活の質の向上につながる．

CASE 27

2歳3か月　女児

●誤食による頻回のアナフィラキシー

- **家族歴**：父；花粉症．母；金属アレルギー．
- **主訴・既往歴・基礎疾患**：1歳時，乳製品摂取でのアナフィラキシーにて紹介受診した．
- **初診時初見・身体所見・初診時対応**：初診時アトピー性皮膚炎あり．身体所見として身長72cm 体重7.8kg　Kaup指数15.0．母乳栄養児でありミルクは未摂取．離乳食は7か月から開始したが，湿疹が強くみられていたため，米，野菜，豆腐中心の食事であり，果物，魚，肉，鶏卵，乳製品，小麦は除去をしていた．血液検査で特異的IgE（RAST）卵黄（10.5 U_A/mL），卵白（71.9 U_A/mL），オボムコイド（0.1 U_A/mL），ミルク（68.2 U_A/mL），ω-5グリアジン（7.65 U_A/mL）．初診時は経口負荷試験にて食物アレルギーの診断をしていくこと，栄養指導による不要な除去に対する援助をしていく方針となった．
- **経緯**：初回来院時のアナフィラキシーによる乳製品の除去，食物経口負荷試験による小麦，卵白の完全除去となる．食物経口負荷試験後の栄養指導で徐々に食べられる食材が増えている状況であった．1歳5か月時，自宅でテーブルに置いてあったカフェオレの誤食により，アナフィラキシーを生じた．その後，保護者が与えた乳製品含有の氷菓子による誤食や，外食における誤食など，くり返し誤食があったことから，医師から看護師（PAE）へ指導の依頼があった．
- **処方**：症状出現時エピナスチン塩酸塩製剤（アレジオン®），プレドニゾロン（プレドニン®）の内服．
- **経過**：除去食品に対する代替食への知識や，成長においても順調に発達し，指導以降誤食はみられていない．

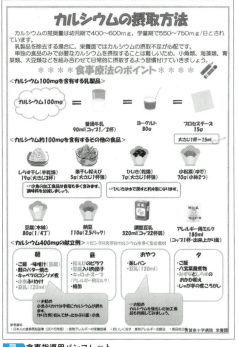
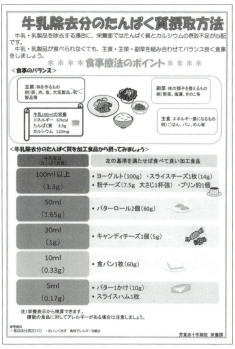

図 食事指導用パンフレット

診断・治療のポイント

- 誤食は食物アレルギーの児を持つ保護者の食品表示の見方に対する知識不足や確認不足，保護者間の食物アレルギーに対する認識の違いや原因食物の管理方法など様々な要因が考えられる．そのため誤食をくり返す原因を明らかにし，その原因に対する指導を行うことが大切である．
- また，誤食をくり返すことで，日々の食生活において保護者は不安を増強させ，不要な食物除去につながることもある．そのため，必要最小限の除去を目的とし，管理栄養士による栄養評価を含めた具体的な食事指導が重要になる．

患者支援のポイント

時間を確保し，環境を整え指導する

治療を進めるうえでは保護者と支援者の信頼関係は重要であり，プライバシーに配慮した場所で，時間を確保し，保護者の話を聴くことが大切である．医師にかわり看護師（PAE）がかかわり，保護者の思いや食生活へのニーズ，誤食

が生じた場面の振り返りなど，保護者とともに対応を考えることが重要である．また，保護者への食事指導はおもに母が中心となるが，誤食においては，家族の理解と協力が大切であり，家族との情報共有や母自身がくり返し確認できるようパンフレット（図）を活用するとよい．また，パンフレットの活用は，医師，管理栄養士，看護師（PAE）が統一した指導をするうえでも重要である．

食品表示の見方・食物アレルギーの知識の確認

食品表示においては，食品表示義務のない飲食店や店頭販売など，通常摂取していても問題ない食品であっても厳密に原因食物の混入の管理がされていない場合もあることを保護者に十分に説明する．また，「牛乳は摂取してはいけない食品，でもチーズはほんの少しなら大丈夫だろう」など食品に含まれる蛋白質含有量の違いを認識していないことで誤食につながることもある．摂取量が少量であっても蛋白質の含有量が多ければ重篤な症状を引き起こすことを説明し，理解を得ることは大切である．

コメディカルとの連携

除去食品が多種にわたる際は，管理栄養士の支援が不可欠である．食物アレルギーの児への栄養評価，年齢に合わせた摂取量，食品構成，除去食品における代替食品の情報提供など母のニーズに沿った指導が求められる．特に，乳製品アレルギーの児にはカルシウム摂取における具体的な指導が重要である．発達に合わせた具体的な摂取量の指導は，家庭での調理に役立ち，食物除去していることでの栄養面に不安を抱えている母にとっては，悩みの解消につながる．このように医師，管理栄養士，看護師（PAE）が情報を共有し，誤食を防ぐための支援や保護者の負担の軽減をはかるため環境調整を行うことが重要である．

それぞれのコメディカルが正しい情報提供を行い，医師と連携し，支援していくことで食物アレルギーを持つ児や保護者の生活の質の向上につながる．

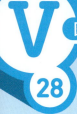

医療スタッフ・学校関係者等の介入が重要な症例

CASE 28
PAEと連携して目標量に到達した経口免疫療法（緩徐法）例

▶廣田直子　福田典正　グリムこどもとアレルギーのクリニック

- 経口免疫療法は重篤な症状出現のリスクや長期間の治療などへの十分な説明を事前に行い，インフォームドコンセントを得ることが重要である．
- 原因食品（治療アレルゲン）の増量困難の際には，
  - 患者・家族の症状出現への恐怖心を受容する．
  - 児の情報収集をくり返し，本人の嗜好と意志に配慮した自宅で実施可能な食品の選択・調理法を助言する．
  - 患者・家族の意見をくり返して傾聴し，継続できるようにその時点で患者家族に最も適した支援を心掛け，治療のモチベーションを維持することが肝要である．

7歳3か月　男児

●加熱卵経口免疫療法（緩徐法）中の摂取量増量に伴い，摂取が難渋した例

- **家族歴**：妹；アトピー性皮膚炎，食物アレルギー（多項目陽性　アナフィラキシー歴あり）．弟；食物アレルギー．父；小児期に気管支喘息．母；花粉症，口腔アレルギー症候群．
- **主　訴**：指示量の加熱卵摂取困難．
- **現病歴**：1歳時蕁麻疹反復し，他院にて特異的IgE（RAST）採血検査施行．卵白35.3 U_A/mL，ミルク14.5 U_A/mLで卵・牛乳完全除去の指示を受ける．その後検査のたびに特異的IgE（RAST）陽性項目の食事制限が追加されていった．
  6歳時に専門医での加療目的にて当院へ転院．前医での食物アレルギー指示は，卵・牛乳・メロン・バナナ・イカ・エビ・ソバ・ピーナッツ完全除去であったが，ヨーグルト摂取にて症状のないことを確認し牛乳制限解除．メロン，バナナ，イカは食物経口負荷試験のうえ制限解除．卵は6歳1か月時採血で卵白62.0 U_A/mL，オボムコイド44.6 U_A/mL．家族からの強い希望も考慮し，加熱卵の経口免疫療法（緩徐法）を検討した．
- **経　過**：閾値判定のための食物経口負荷試験を施行し，閾値1.3gと判定された．加熱卵白0.1gから経口免疫療法（緩徐法）開始とし，半年で16gまで増量した時点で母より「本人が嫌がり食べてくれない」と相談があり，PAEによる介入を開始した．外来で同量摂取後の客観的症

状の出現がないことを確認した．

　外来の別室に通し，プライバシーに配慮した環境を準備した．患児・家族に，治療に関して自由に発言してもらい，現時点での問題点を把握するように努めた．治療中のアレルギー症状出現への恐怖心を受容しつつ，患児の食事の嗜好を情報収集し，患児・家族の経口免疫療法継続への意志を確認した．また，調理や摂取方法を，母への負担の軽減ができるように考え，摂取方法に関する助言をくり返した．その後，摂取状況を情報収集しつつ外来で不安と辛さの傾聴を行った（具体的には後述する）．

　最終的には開始から9か月で卵1個分相当量に到達・維持可能となった．

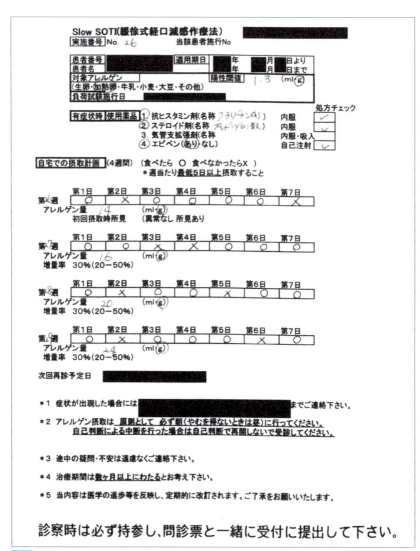

図　経口免疫療法指示書

診断・治療のポイント

　緩徐法の経口免疫療法の目的抗原の摂取は，長期間に及ぶこともあり，アドヒアランスを維持することは容易ではない．当院では経口免疫療法に際して，下記の指導を実施前と経過観察中にくり返し行っている(図)．
- 本人・家族の「摂取しにくい理由」を傾聴する．
- 本人・家族の経口免疫療法を継続する意志の再確認を行う．
- アレルゲン食品の摂取は原則として朝(やむを得ないときは昼)に行う．
- 症状出現時の速やかな連絡・受診を徹底する(遠方の場合は，近隣医療機関に事前に情報提供し，症状出現時の対応を依頼)．
- 体調不良に伴う摂取困難や自己判断での中断の場合は，自己判断で再開しない．

患者支援のポイント

　経口免疫療法を行う患児・家族は，制限していた食品を摂取できるようになる「期待」と摂取することでの症状出現に対する「不安・恐怖」との相反する心理状態となることに留意しておきたい．また，同一食材の反復のため味が単調になりがちで，増量が困難な例もある．患者・家族からの意見に配慮した具体的調理法の情報提供，再診時や電話での助言は治療の継続にも繋がった．その患児に最も食べやすく，自宅で対応しやすい調理形態で行うことが治療継続のために望ましい．

- 患児・母から児の情報収集をくり返す．
  - 患児：肉・揚げ物・甘いものが大好き．
  - 母：から揚げやとんかつなどの揚げ物なら食べる．甘いものは好きだが，卵が入っていると思うだけで嫌がり，無理強いすると嘔吐する．など．
- 『おいしく治す食物アレルギー攻略法』などを参考に市販の加熱卵含有食品の利用を勧める．
  - アレルゲン相当量の本人の嗜好に合った食品の選択．
- 患児に摂取しやすい料理を選択させる(二者択一)．
  - 母に2種類準備してもらい，本人に選択させ，自分で選んだ意識を持たせる．
- 母に調理方法などの情報提供を行う．
  - 揚げ物の衣やハンバーグなどのタネに使用するときには丁寧に練りこむ．
  - 卵白のみを使用し，米に混入する(米に紛れるよう乾煎りや固ゆでのみじん切りにし，チャーハンやカレーライス)．
  - 卵そのものの料理(卵焼き・炒り卵)は，トッピングの工夫をする(カレー・ふりかけ・ジャムなど)．
  - 毎日の調理は母の負担も大きいため，調理したものを冷凍して使用する．
- 患児・家族の意見を傾聴し，頑張りを労う．

● 参考文献 ●
1) 海老澤元宏，日本小児アレルギー学会食物アレルギー委員会：食物アレルギー診療ガイドライン2016．協和企画，2016
2) 伊藤浩明(監修)，あいち小児保健医療総合センターアレルギー科(作成)：おいしく治す食物アレルギー攻略法．アレルギー支援ネットワーク，2014
3) 消費者庁：加工食品のアレルゲン含有早見表2015．2015

V 29 医療スタッフ・学校関係者等の介入が重要な症例

CASE
PAE外来を活用して除去解除に至った鶏卵アレルギー例

▶ 安生佳津江　福田典正　グリムこどもとアレルギーのクリニック

- 過去に数回加熱卵によるアナフィラキシー症状があった患児が，少量で行った負荷試験より開始し，段階的に食品の量を増加することができ，最終的に加熱卵全量摂取可能となった．
- 不必要な食物除去をなくし安全性を確保しながら制限解除を行うためには，少量での食物負荷試験を検討する場合もある．食物負荷試験施行時には保護者や（年長児は）本人に十分な説明を行い，理解を得ることが必要である．
- 自宅での食品摂取について，具体的な食品の提案や摂取状況の確認，そして摂取時の注意点や有症状時の対応などの説明を十分に行い，安心・安全に摂取できるよう指導する必要がある．

9歳11か月　男児

●加熱卵の少量解除の食品について小児アレルギーエデュケーターが助言し加熱卵解除できた例

- 家族歴：父；花粉症（スギ）．
- 主訴：加熱卵摂取後の蕁麻疹・顔面発赤・呼吸器症状．
- 現病歴・既往歴・基礎疾患：生後7日目に乳児湿疹で当院初診．生後4か月に皮膚の慢性的な経過を考慮し，アトピー性皮膚炎と診断し採血検査を実施した．卵アレルギー陽性と診断され卵完全除去．4歳時点で皮膚の経過良好となりアトピー性皮膚炎は寛解．現在，気管支喘息と食物アレルギーで当院通院治療中．
- 初診時所見・身体所見・検査所見・初診時対応：生後6か月の血液検査　特異的IgE（RAST）卵白 1.83 U_A/mL，オボムコイド 3.06 U_A/mL．
　1歳0か月　卵白 64.9 U_A/mL，オボムコイド 23.2 U_A/mL．
　3歳0か月　卵白 6.55 U_A/mL，オボムコイド 2.93 U_A/mL と改善傾向となったため加熱卵の食物負荷試験施行．結果，固ゆで卵 8.1 g 摂取時点でアナフィラキシー症状出現．
　5歳10か月　卵白 6.27 U_A/mL，オボムコイド 5.23 U_A/mL．
　6歳10か月　卵白 3.61 U_A/mL，オボムコイド 2.88 U_A/mL で再度食物負荷試験施行．結果固ゆで卵 31.1 g でアナフィラキシー症状出現．
　7歳10か月　卵白 1.90 U_A/mL，オボムコイド 1.65 U_A/mL で卵を含む食パンによる食物負荷試験実施し陰性．加熱卵2gまで制限解除となる．

8 歳 10 か月　卵白 1.11 U_A/mL，オボムコイド 0.90 U_A/mL で卵 10 g 含有のパンケーキによる食物負荷試験実施し陰性．加熱卵 10 g まで制限解除となる．その後，外来で卵 1/2 個，1 個と段階的に増量し加熱卵全量解除となる．

- **経　過**：過去 2 回の食物負荷試験と 4 歳に幼稚園で 3 回ハムやウインナー・卵スープの誤食があった際に，アナフィラキシー症状があったため摂取への保護者の不安が強かった．少量の制限解除可となったことで円滑な自宅での摂取ができるよう支援していった．PAE 外来で，自宅で摂取する食品を卵相当量について詳しく説明．摂取開始 1 か月後に卵焼き 1/2 個で眼周囲発赤の出現あるが経過観察．その後症状の出現なく順調に増量でき加熱卵制限解除となった．

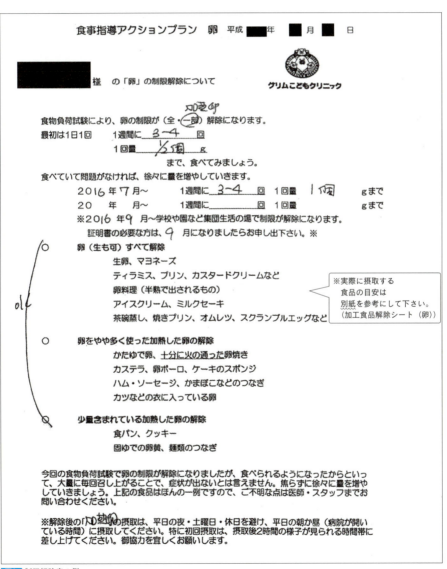

図1　制限解除表の例

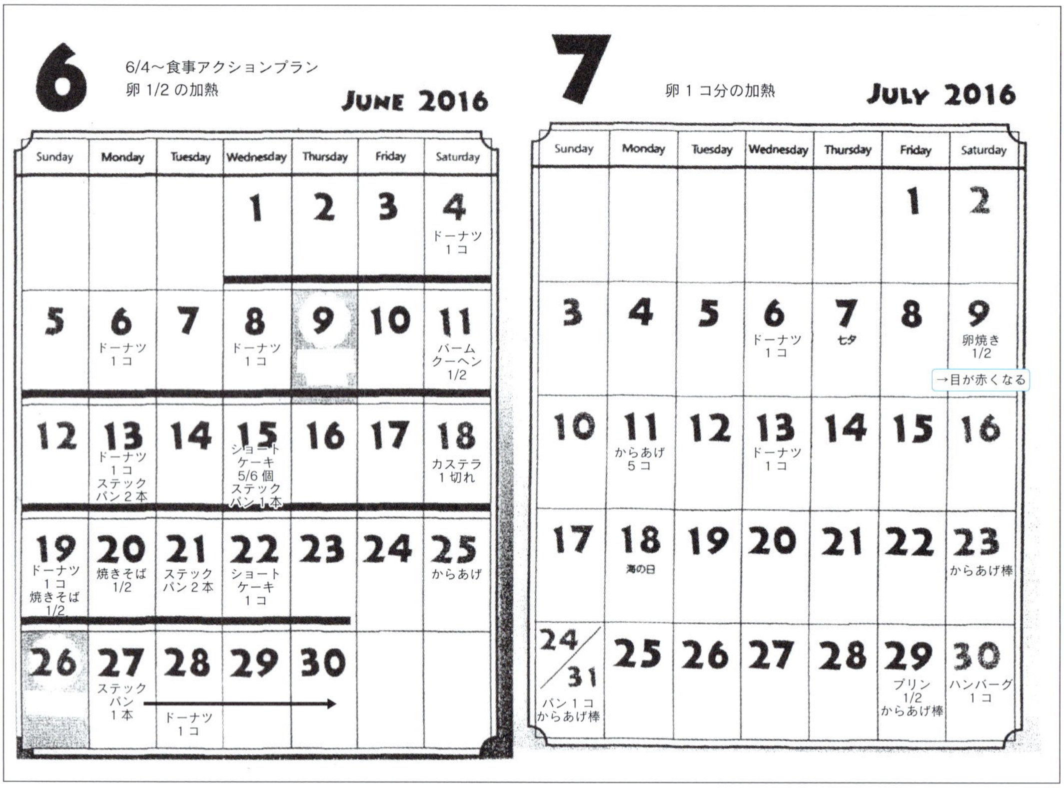

図2 日誌

診断・治療のポイント

　食物アレルギーの治療の原則は，「正しい診断に基づいた必要最小限の除去」であり，不必要な食物除去をなくし安全性を確保しながら「食べられる範囲」を見極め，できるだけ早期に解除を進めていく必要がある．食物アレルギーの正確な診断と誘発閾値の確認には，食物経口負荷試験が必須であり，特異的IgE抗体の低下を参考に，注意深く実施する．

　強い即時型症状やアナフィラキシー症状の既往がある場合は，負荷試験は特に慎重に行い，過去1年以内の既往歴がある場合は原則行わない．また，全量摂取にこだわらず，症状を誘発しない量を明らかにするために，少量で行う負荷試験を考慮して実施し段階的な解除が可能か検討する．

患者支援のポイント

　原因が特定され食物の除去を開始する際，特に初回の指導時は食物除去の必要性を家族に十分に説明し理解を得る必要がある．また，いつ頃まで食事制限が続くのか，治癒するのかなどの保護者側の不安に対し，今後の採血時期などの治療の中期的な目標や年齢・成長に合わせた今後の見通しなどの説明を十分に行っていくことが重要である．検査結果が経過中から悪化する場合や経過が長くなる場合，家族の意欲が低下しやすいため，受診時には不必要な食物除去なく指示が順守できているか，摂取可能な食品や量は守られているか，園・学校などで困惑することはないかなどについて確認し助言を行い，時には労いの言葉をかけることも重要である．

▶ 適切な食物除去の実施や情報不足による不安の軽減を図るため，食物アレルギーに関する

正しい理解や知識について情報提供を行う必要がある．
- 解除中の自宅での食物の取り方について，めやすとなる食品の説明を行う．病院作成の解除表や「おいしく治す食物アレルギー攻略法」を参考に行った(図1)．受診時には摂取が問題なくできているか日誌で確認した(図2)．
- 食品の摂取について，特に増量時は有症状時に病院へ相談ができるよう開院している昼間に行うなどの注意事項を説明し，安全に摂取できるように調整を図る．有症状時の対応については，病院への連絡や受診のタイミングなどを十分に説明し理解を得る必要がある．

● 参考文献 ●
1) 海老澤元宏，日本小児アレルギー学会食物アレルギー委員会：食物アレルギー診療ガイドライン2016．協和企画，2016
2) 伊藤浩明(監修)，あいち小児保健総合医療センターアレルギー科(作成)：おいしく治す食物アレルギー攻略法．アレルギー支援ネットワーク，2014

概説3 教育現場の対応について

▶ 吉原重美　獨協医科大学医学部小児科学

文部科学省の取組み

2012年12月20日に調布市立小学校で食物アレルギーに起因する児童死亡事故が発生した。この際に、誤食の防止やアナフィラキシー時のアドレナリン自己注射薬（エピペン®）使用を含めた緊急対応の重要性が再認識された。そこで、2013年から文部科学省・学校保健会主催により、全国で食物アレルギー・アナフィラキシー対応研修会が開催されている。対象は県内の保育園から高校までの教諭や学校医である。講演内容は、学校での食物アレルギー対応が必要な患児には「学校生活管理指導表（アレルギー疾患用）」の提出を必須として、学校・保護者・医療機関の連携の構築[1, 2]やアナフィラキシーの学校での緊急対応としてエピペン®を打つタイミングや打ち方[3]の指導などである。

給食時の対応のポイントとしては、文部科学省から、2015年3月に「学校給食における食物アレルギー対応指針」[4]が作成され、より学校給食での食物アレルギーを起こさないための安全性を重視した内容が示された。

厚生労働省の取組み

食物アレルギーの誤食事故が2008年の1年間に29％の保育所で発生している。なお、この食物アレルギーの10％程度がアナフィラキシーショックを引き起こす危険性があり、乳幼児の生命を守る観点からも慎重な対応が急務である。そこで、2011年に厚生労働省が中心となり「保育所におけるアレルギー対応ガイドライン」[5]が作成された。学校での対応と同様に、「保育園生活管理指導表（アレルギー疾患用）」の提出や食物アレルギー・アナフィラキシーのエピペン®を含む緊急時の対応の研修が必要であり、実施されている[6, 7]。

栃木県の取組み

県内の実態調査から、給食対応における問題点を図1に示す[8]。各施設において「問題点がある」と回答した割合は、保育園66.5％、幼稚園54.0％、小学校69.1％、中学校73.6％であり、図1に示すように、「原因食品の多様化」、「除去する食品の不明確性」、「食物アレルギー児の増加」の3項目が各施設とも選択の上位を占めている。しかし、「関係者の連携不足」や「人手不足」の選択は、保育園、小学校、中学校で多く認められ、「施設や設備の不備」は、小学校や中学校で多く認められていた。そこで、栃木県教育委員会は、栄養教諭、小児アレルギー専門医などと、「学校給食を中心とした食物アレルギー対応の手引き」を作成した。2011年には、「学校のアレルギー疾患に対する取り組みガイドライン」を作成し、2016年にその改定版が作成された。さらに、栃木県医師会は2014年には県内の学校医に対して、

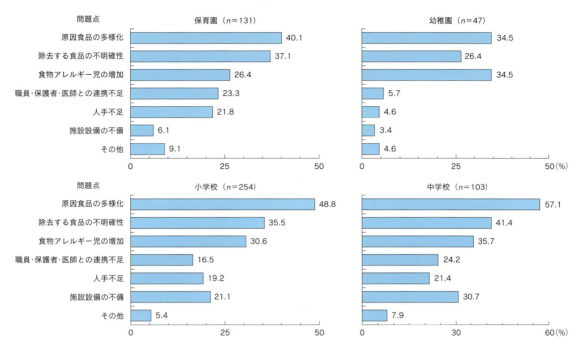

図1 保育園・幼稚園・小学校・中学校における食物アレルギー児の給食対応の比較検討―栃木県における実態調査―
(山田裕美,他:日小ア誌 25:692-699, 2011)

「学校の食物アレルギーに対する管理と緊急時の対応マニュアル2014」[9]のCDを配布した.以上の取組みから,栃木県は図2に示すように日本学校保健会から発刊された「学校のアレルギー疾患に対する取り組みガイドライン」をよく理解し活用している結果が得られている[10].

市町村教育委員会においても,宇都宮市,栃木市,日光市で,学校給食における食物アレルギー対応マニュアルや食物アレルギー対応ガイドラインが作成された.また,足利市や栃木市では,アレルギー連絡協議会が発足され,学校や園で生活管理指導表(アレルギー疾患用)」の正しい運用方法や食物アレルギー・アナフィラキシーのエピペン®を含む緊急時の対応の研修会が充実するようになった.

教職員に向けた啓発活動[11]

①養護教諭

学校内に患者の重症度を把握するため,保護者や主治医・学校医と連携し対応委員会を設置して情報を共有する.エピペン®の預かり状況を整理して,全教職員でアナフィラキシー対応を共有できるように準備する.

②栄養教諭

給食現場の実態を管理職や職員全員に対応委員会などを通じて示し,適切な対応の道筋を立てる.平成17年4月に制度が開始された栄養教諭は,初年度34名であったが,平成18年3月31日の食育推進基本計画で,全都道府県に早期の配置を求めた結果,平成21年度には,2,648名まで増員された(文部科学省ホームページより)が,さらに,栄養教諭を増やすことが重要であり,また地域偏在も解消しなければならない.栄養教諭が,食に関する指導を教職員および児童生徒に計画的に実施すれば,食物アレルギーの誤食は減少し,食物アレルギー児をアナフィラキシーからより守ることができる.

③一般教師,保育士

研修やマニュアルを通じて正しい知識を学び,またそれを実践できるように準備する.また教室現場の実態を管理職や職員あるいは保育士全員に対応委員会などを通じて示し,適切な対応の道筋を立てる.アナフィラキシー発症時

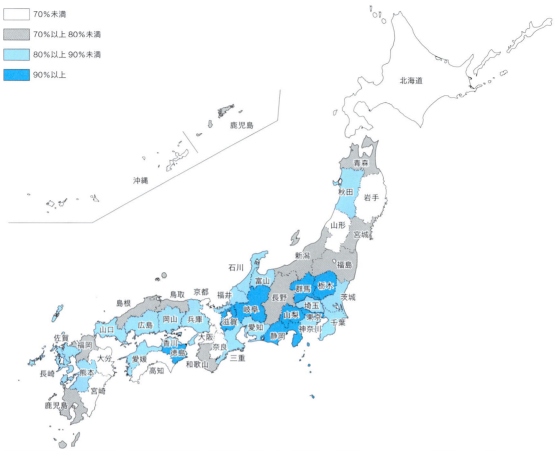

図2 都道府県・市町村の学校における日本学校保健会(文科省監修)・アレルギー対応に関するガイドライン,マニュアルを使用している割合
(吉原重美,他.文部科学省(監修):平成25年度学校生活における健康管理に関する調査報告書.日本学校保健会,72-140,2014)

の対応は生命の危険を伴うため,熟知しておく必要がある.特に,アナフィラキシーは発症直後の対応が重要であり,この対応の遅れが重大な結果を招くことがある.対応は複数の教職員あるいは保育士で実施する必要があり,対応のマニュアルより,個々が何をすべきかを理解し,実際に行動できるよう準備しておくことが重要である.

④校長,園長

学校長あるいは園長は,学校におけるアレルギー対応を正しく理解し,危機感と主体性をもって推進することが強く求められる.学校対応(委員会の設置や教職員の理解度,研修会の実施など)が自校でどの程度達成されているのかを把握し,不足分を早急に充足することが求められる.また,効果的な対策の充実のため定期的な校内研修会の実施などに取り組む必要がある.アナフィラキシーなどが発生した場合には,誰がどのような対応をするかをマニュアル化しておくのはいうまでもなく,模擬訓練などをくり返し実施し,実際に対応できるようにする必要がある.

● 文 献 ●

1) 伊藤浩明(編):食物アレルギーのすべて.診断と治療社,292-299,2016
2) 吉原重美:学校給食 **63**:26-32,2012
3) 吉原重美:教職研修 **7**:98-99,2014
4) 文部科学省:学校給食における食物アレルギー対応指針.平成27年3月作成
5) 日本保育園保健協議会 アレルギー対策委員会(編):保育園におけるアレルギー対応の手引き2011.2011
6) 吉原重美:保育と保健 **19**:22-26,2013
7) 吉原重美:小児科 **52**:800-805,2011
8) 山田裕美,他:日小ア誌 **25**:692-699,2011
9) 栃木県医師会,監修:太田照男,吉原重美,他:学校の食物アレルギーに対する管理と緊急時の対応マニュアル2014.

2014
10) 吉原重美, 他. 文部科学省(監修): 平成25年度学校生活における健康管理に関する調査報告書. 日本学校保健会, 72-140, 2014

11) 吉原重美: 学校保健の動向〈平成27年度版〉. 日本学校保健会, 62-67, 2016

V 30

医療スタッフ・学校関係者等の介入が重要な症例

CASE
主治医・学校・教育委員会の連携によりアナフィラキシーを持つ児童生徒への対応が改善した症例

▶ 中田智子[1]　吉原重美[2]　　1) 栃木市教育委員会事務局教育部保健給食課
　　　　　　　　　　　　　　　2) 獨協医科大学医学部小児科学

click

- アレルギー疾患のある児童生徒の学校生活を安心安全にするために，保護者，医療機関，学校，消防署との連携と共通理解，組織的な対応が大切である．
- 各関係機関と連携した研修会を実施し，緊急時の対応について共通理解，アドレナリン自己注射薬（エピペン®）の注射をする際に，自校化＊したアクションカードを用いた模擬訓練が大切である．
   - ＊：学校の施設や教職員数などが各々の学校で違うので，その学校に適したようにカスタマイズすること．
- 学校の教職員全員が，エピペン®の打ち方のみならず，打つタイミング，打たないことの危険性，クレーム，副作用などを知っておくことが重要である．

CASE 30

14歳10か月　男子

●アレルギーによるアナフィラキシー（エピペン®投与による軽快例）

- **家族歴**：母；喘息．
- **主　訴**：息苦しさ，顔のむくみ，痒み．
- **現病歴**：幼少期から重症な小麦アレルギーあり，小学校高学年からゴマによる食物依存性運動誘発アナフィラキシーが出現するようになる．
- **既往歴**：特になし．
- **基礎疾患**：アレルギー性鼻炎，アトピー性皮膚炎．
- **検査所見**：特異IgE（RAST）検査（class）：小麦：6，ω-5グリアジン：5，グルテン：5，ゴマ：3，スギ：4，ヤケヒョウヒダニ：5．
- **経　緯**：本症例のポイントは，初回のアナフィラキシー時に，教師は養護教諭，養護教諭は救急隊がエピペン®を打ってくれると思い，打たなかった．研修会で，その反省点を話し合い，第一発見者が，次に駆け付けた教師と相談し，エピペン®を打つタイミングと判断した場合，躊躇せず打つと決めたことによって，2回目はスムーズに注射することができた．中学生になり，中学校の教職員も小学校から引き継ぎをして，研修を積んでいる．

- **処　方**：アナフィラキシー出現時：ベタメタゾン・d-クロルフェニラミンマレイン酸塩錠（セレスタミン®）1錠，エピペン® 0.3 mg．
- **経　過**：スキー学習にも無事に参加でき，保護者と主治医と教職員の共通理解のもと対応しているため，アナフィラキシーなどの症状は現れていない．

診断・治療のポイント

学校において，アナフィラキシー症状が現れた場合，現場の教職員が躊躇せずエピペン®の注射をすることが求められる．そのためには，緊急時のための対応として，保護者，医療機関，学校，消防署との連携が必要である．そこで緊急時のフローを作成し，アナフィラキシー時の処置を共有しておき，さらにアクションカードなどのツールを使って，誰もどんな時でも対応できるように，訓練をしておくことで円滑な行動が可能になる．

- アナフィラキシー症状が現れた場合，躊躇せずエピペン®の注射をすべきである．
- 中学生になったら本人も，エピペン®の注射できるように指導をしておくことが大切である．
- アレルギー疾患のある児童生徒の学校生活を安心安全にするため，保護者，医療機関，学校，消防署との連携と共通理解が大切である．
- 学校のアレルギー疾患に対する取組みと緊急時の対応は，「学校のアレルギー疾患に対する取り組みガイドライン（日本学校保健会）」とその概要版に準じる．
- 学校の食物アレルギーに対する管理は「学校における食物アレルギー対応指針（文部科学省）」に準じる．

患者支援のポイント

- 食物アレルギーを有する児童生徒にも，給食を提供する．そのためにも，安全性を最優先にする．
- 保護者，医療機関，学校，消防署との連携と

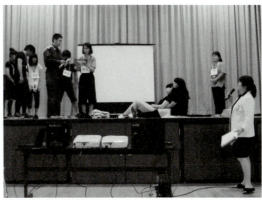

図1　研修会の模擬訓練の様子

共通理解のために，保護者，医療機関，学校の三者での話し合いの場を教育委員会などが支援して設定することが望ましい．
- 食物アレルギー対応委員会などにより組織的な対応ができるように教育委員会などが支援する．
- 各関連機関と連携し，重大事故や市内のヒヤリ・ハットなどの症例検討をしながら研修会を実施し，緊急時の対応について共通理解することが大切である（図1）．
- エピペン®の注射をする際に，自校化したアクションカードを用いて教職員の役割を的確に漏れなく分担した模擬訓練を定期的に実施することで，アナフィラキシーのよりよい緊急対応が可能となる（図2）．
- 学校の教職員全員が，エピペン®の打ち方のみならず，打つタイミング，打たないことの危険性，クレーム，副作用などを知っておくことが重要である（図3）．

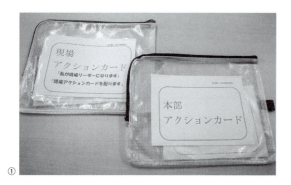 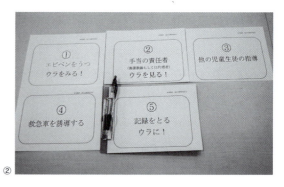

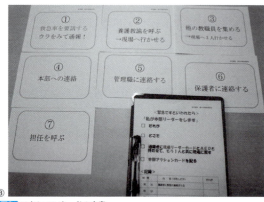

図2 アクションカードの内容
①本部と現場のアクションカード，②現場アクションカード，③本部アクションカード，④本部アクションカード（裏）．

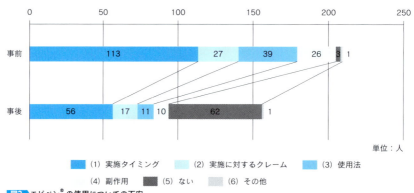

- (1) 実施タイミング　　(2) 実施に対するクレーム　　(3) 使用法
- (4) 副作用　　(5) ない　　(6) その他

図3 エピペン®の使用についての不安
（研修会の事前と事後の比較　$n = 169$ 人）

和文索引

あ
- アクションカード ... 120
- アトピー性皮膚炎 ... 84, 93, 103
- アドレナリン ... 14, 49
- アナフィラキシー ... 12, 34, 39, 49, 52, 53, 56, 58, 60, 63, 66, 84, 87, 106, 116, 120
  - ―の診断基準 ... 13
  - ―の発生機序と誘因 ... 13
- アナフィラキシーショック ... 12, 31
- アニサキス ... 60
  - ―アレルギー ... 60
- アラスタット® ... 40
- アレルゲンコンポーネント ... 16, 24
  - ―特異的IgE検査 ... 40
- アレルゲン特異的免疫療法 ... 26
- アレルゲン二重曝露仮説 ... 3

い・う
- 一般教師 ... 117
- イムノキャップ® ... 40
- 医療従事者 ... 11, 31
- ウズラ卵 ... 68

え・お
- 栄養教諭 ... 117
- 栄養士 ... 66
- エピペン® ... 14, 80
- エピペン®誤射 ... 80
- 園長 ... 118
- オレンジ ... 38

か
- ガイドライン ... 2, 12
- かかりつけ薬局 ... 95
- 加水分解乳 ... 70
- 学校 ... 120
- 学校生活管理指導表 ... 33, 81
- 花粉 ... 28
- 花粉症 ... 8, 28
- 花粉―食物アレルギー症候群 ... 6, 27, 29, 37
- 環境整備 ... 102
- 看護師(PAE) ... 106
- 患児 ... 102
- 緩徐法 ... 79, 109
- 完全除去 ... 5
- 管理栄養士 ... 107

き
- 虐待 ... 82
- 急速経口免疫療法 ... 78
- 急速法 ... 79
- 牛乳 ... 93
- 牛乳アレルギー ... 79, 84
- 牛乳アレルゲン調製粉乳 ... 93
- 教育委員会 ... 120
- 教育現場 ... 116
- 教職員 ... 116, 120

く・け
- クーピン ... 24
- クラス2食物アレルギー ... 76
- クリニック ... 47
- クルミ ... 54
- 経口免疫療法 ... 5, 78, 91, 109
- 鶏卵アレルギー ... 2, 42, 76, 78, 87, 103, 112

こ
- 口腔アレルギー症候群 ... 6, 50
- 好酸球 ... 73
- 好酸球性胃腸炎 ... 90
- 好酸球性消化管疾患 ... 19
- 厚生労働省 ... 116
- 校長 ... 118
- 誤食 ... 106
- ゴマ ... 66
- 小麦 ... 16, 34
- 小麦依存性運動誘発アナフィラキシー ... 16
- コメディカルとの連携 ... 108

さ

- 災害時要援護者 …… 96
- 魚アレルギー …… 60
- サマーキャンプ …… 97
- サンマ …… 60

し

- 疾患教育 …… 100
- 自閉症スペクトラム …… 103
- 消化管アレルギー …… 43, 68, 70
- 消化管内視鏡検査 …… 21
- 消化器症状 …… 42, 68
- 小児アレルギーエデュケーター …… 100, 103, 106, 109, 112
- 消防署 …… 120
- 初回摂取例 …… 56
- 除去解除 …… 112
- 除去食 …… 81
- 食事指導 …… 44
- 食品除去 …… 5
- 食品表示 …… 108
- 食物アレルギー教室 …… 86
- 食物アレルギーの臨床分類 …… 4
- 食物依存性運動誘発アナフィラキシー …… 15, 34, 37, 58
- 食物経口負荷試験 …… 42, 45, 47, 54, 84, 89
- 食物負荷試験 …… 112
- 心因反応 …… 47
- シングルブラインド法 …… 47
- 新生児－乳児消化管アレルギー …… 19, 70, 72

せ そ

- 生体防御蛋白質 10 …… 6, 24
- 即時型症状 …… 3, 93

た

- 代理ミュンヒハウゼン症候群 …… 81
- タコ焼き …… 63
- ダニ …… 63
- ダニ経口摂取によるアナフィラキシー …… 65
- ダブルブラインド食物経口負荷試験 …… 45
- 卵アレルギー …… 103
- 蛋白漏出性胃腸炎 …… 90

ち

- 腸炎後症候群 …… 19
- 腸内細菌叢 …… 20
- 調理法 …… 111
- 治療用ミルク …… 71

て と

- 天然ゴム …… 9
- 特異的 IgE 検査 …… 8

な に

- 難治性下痢症 …… 19
- 入院管理下 …… 54
- ニンジン …… 58

ね

- 粘膜免疫 …… 20
- 年齢別初発即時型原因アレルゲン …… 4

は

- パニック発作 …… 52
- 母親 …… 89
- ハンノキ花粉 …… 27, 29

ひ

- ピーナッツ …… 56, 66, 100
- 微量摂取 …… 66
- ヒルシュスプルング病 …… 72
- 頻拍発作 …… 49

ふ

- 不安 …… 89
- 複数食材同時摂取 …… 59
- プロフィリン …… 6, 24
- プロラミン …… 24

ほ

保育士	117
防災対策	96
房室回帰頻拍	51
ホウレンソウ	58
保護者	89, 101, 120
母乳性血便	20

み・も

未摂取食物	54
モモ	28, 37
モモアレルゲンコンポーネント	37
モヤシ	29
問診	64
文部科学省	116

や・よ

薬剤師	95
養護教諭	117

ら

ラテックスアレルギー	9, 31
ラテックス－フルーツ症候群	9, 31

り・れ

リンゴ	28, 52
連日接種	90

記号索引

ω

ω-5 グリアジン	16, 34

欧文索引

A・B

allergen-specific immunotherapy	26
Bet v 1	6, 24
Bird-egg syndrome	76

C

Cit s 7	39

F・G

FDEIA（food-dependent exercise-induced anaphylaxis）	15, 58
Gal d 5	76
Gly m 4	29
GRP	38

H・I・L

Hev b	9
IL-5	70
LST	73

M・O

MA-mi®	93
OAS（oral allergy syndrome）	6, 27, 50, 63
OMA（oral mite anaphylaxis）	63

P

PAE（pediatric allergy educator）	100, 103, 106, 109, 112
PFAS（pollen-food allergy syndrome）	6, 27, 29, 52
──の発症機序	7
PR-10	6, 24
prick to prick テスト	52
Pru p 3	38
Pru p 7	38

S・T

SIT	26
Tri a 19	16
Tri a 26	16

W

WDEIA	16

- JCOPY 〈㈳出版者著作権管理機構 委託出版物〉
本書の無断複写は著作権法上での例外を除き禁じられています．
複写される場合は，そのつど事前に，㈳出版者著作権管理機構
（電話 03-3513-6969，FAX03-3513-6979，e-mail：info@jcopy.or.jp）
の許諾を得てください．

- 本書を無断で複製（複写・スキャン・デジタルデータ化を含みます）
する行為は，著作権法上での限られた例外（「私的使用のための複
製」など）を除き禁じられています．大学・病院・企業などにお
いて内部的に業務上使用する目的で上記行為を行うことも，私的
使用には該当せず違法です．また，私的使用のためであっても，
代行業者等の第三者に依頼して上記行為を行うことは違法です．

いま知っておきたい食物アレルギーケースファイル 30

ISBN978-4-7878-2332-8

2017年11月20日　初版第1刷発行

編　　　集	吉原重美	
発　行　者	藤実彰一	
発　行　所	株式会社　診断と治療社	
	〒100-0014　東京都千代田区永田町2-14-2　山王グランドビル4階	
	TEL：03-3580-2750（編集）　03-3580-2770（営業）	
	FAX：03-3580-2776	
	E-mail：hen@shindan.co.jp（編集）	
	eigyobu@shindan.co.jp（営業）	
	URL：http://www.shindan.co.jp/	
表紙デザイン	株式会社ジェイアイ	
本文イラスト	松永えりか（p.20）	
印刷・製本	広研印刷 株式会社	

©Shigemi YOSHIHARA, 2017. Printed in Japan.　　　　　　　　　　　［検印省略］
乱丁・落丁の場合はお取り替えいたします．